NEUE ALLGEMEINMEDIZIN

Angewandte Heilkunde - Praxisforschung

Herausgegeben von R. N. Braun und F. H. Mader

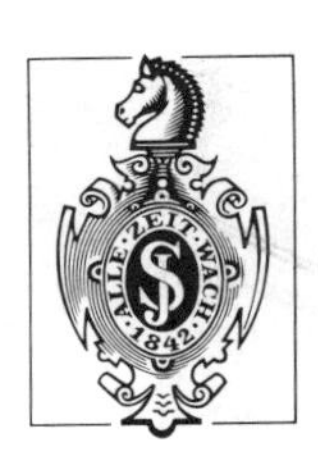

Heinz-Dieter Basler (Hrsg.)

Gruppenarbeit in der Allgemeinpraxis

Mit Beiträgen von
B. Beisenherz J. Blume U. Brinkmeier
K. Buser K.-J. Ebschner S. Ehrhardt-Schmelzer
R. de la Haye G. Kaluza B. Müller-Wittig
H. P. Rehfisch K.-U. Rühlmann K. Westhoff

Mit 7 Abbildungen und 36 Tabellen

Springer-Verlag
Berlin Heidelberg New York
London Paris Tokyo

Reihenherausgeber:
Prof. Dr. Robert N. Braun
Lützowgasse 6/3/21, A-1140 Wien

Dr. med. Frank H. Mader
Talstraße 3, D-8419 Nittendorf

Bandherausgeber:
Prof. Dr. Dr. Heinz-Dieter Basler
Institut für Medizinische Psychologie der
Philipps-Universität Marburg, Bunsenstraße 3,
D-3550 Marburg 1

Sonderband für
FORUM GALENUS MANNHEIM

ISBN 3-540-50279-3 Springer-Verlag Berlin Heidelberg New York
ISBN 0-387-50279-3 Springer-Verlag New York Berlin Heidelberg

CIP-Titelaufnahme der Deutschen Bibliothek. **Gruppenarbeit in der Allgemeinpraxis** / Heinz-Dieter Basler (Hrsg.). Mit Beitr. B. Beisenherz ... – Berlin ; Heidelberg ; New York ; London ; Paris ; Tokyo : Springer, 1989
(Neue Allgemeinmedizin : Angewandte Heilkunde – Praxisforschung)
ISBN 3-540-50279-3 (Berlin ...) brosch.
ISBN 0-387-50279-3 (New York ...) brosch.
NE: Basler, Heinz-Dieter [Hrsg.], Beisenherz, Birgit [Mitverf.]

Gesamtherstellung: Appl, Wemding. 2119/3140-543210 – Gedruckt auf säurefreiem Papier

Klaus-Dieter Haehn
in Dankbarkeit und Zuneigung gewidmet

Vorwort

Der Bundesminister für Bildung und Wissenschaft hat die Verbesserung der Zusammenarbeit zwischen Hochschule und Wirtschaft zu einem Schwerpunkt der Forschungspolitik erklärt. Aus dem Bericht der Bundesregierung zur Förderung der Drittmittelforschung im Rahmen der Grundlagenforschung vom 04. 07. 1983 (BT-Drs. 10/225) geht hervor, auf welchen Gebieten eine Kooperation angestrebt wird: Es handelt sich um Informationstransfer, Personaltransfer, Technologietransfer und Weiterbildung. Unterstützt werden diese Zielsetzungen durch Länderaktivitäten, z. B. des Landes Baden-Württemberg, wo Transferstellen in Form von „Forschungsfabriken" und „Forschungsparks" in Heidelberg, Karlsruhe und Stuttgart gegründet wurden, oder durch das Programm des Landes Nordrhein-Westfalen, für das 400 Mio. DM zur Verfügung stehen und das unter anderem der Finanzierung von Stellen für Wissenschaftler aus der Industrie im Hochschulbereich dient, um auf diese Weise einen Transfer von Wissen und Technologie zu erleichtern.

Hier soll über ein Forschungs- und Entwicklungsprogramm berichtet werden, das der Verbesserung der Gesundheitsberatung in der Praxis des niedergelassenen Arztes dient. Ziel ist es, in der Verhaltensmedizin entwickeltes Wissen über die Bedingungen, die der Verhaltensänderung und der Krankheitsbewältigung förderlich sind, in das ärztliche Handeln zu integrieren. Wir haben uns dabei insbesondere der positiven Erfahrungen mit Patientengruppen angenommen und standardisierte Gruppenprogramme zur Anwendung durch den niedergelassenen Arzt entwickelt und deren Effekte durch kontrollierte Studien überprüft.

Alle hier vorgestellten Programme wurden von einer interdisziplinär besetzten Arbeitsgruppe aus Universität und pharmazeutischer Industrie getragen, wobei die Kooperationspartner der Philipps-Universität Marburg, der Medizinischen Hochschule Hannover, der Universität Wien und der Firma GALENUS MANNHEIM GmbH angehören. Im einzelnen besteht die Arbeitsgruppe aus den folgenden Personen (in alphabetischer Reihenfolge): Prof.

Dr. Dr. Heinz-Dieter Basler, Institut für Medizinische Psychologie Marburg; Dipl.-Psych. Birgit Beisenherz, Institut für Medizinische Psychologie Marburg; Dipl.-Psych. Ulrich Brinkmeier, Institut für Epidemiologie und Sozialmedizin Hannover; Georg Büchler, GALENUS MANNHEIM; Dr. Kurt Buser, Abteilung Medizinische Soziologie Hannover; Dr. Gerhard Gluth, GALENUS MANNHEIM; Prof. Dr. Klaus-Dieter Haehn (†), Abteilung Allgemeinmedizin Hannover; Dipl.-Psych. Gert Kaluza, Institut für Medizinische Psychologie Marburg; Prof. Dr. Michael Kunze, Institut für Sozialmedizin Wien; Dipl.-Psych. Hans Peter Rehfisch, Institut für Medizinische Psychologie Marburg.

Sämtliche in dem zu schildernden Projekt anfallenden Aufgaben werden arbeitsteilig von den Projektmitarbeitern in Absprache getragen. Insofern geht dieses Projekt über die üblicherweise von Industriefirmen an Universitätsinstitute vergebene Auftragsforschung hinaus, in der ausschließlich eine Forschungsfinanzierung vorgenommen wird, eine personelle Kooperation während des Forschungs- und Entwicklungsprozesses allerdings nicht stattfindet. Somit kann das hier zu schildernde Kooperationsprojekt als modellhaft im Sinne der Ausführungen des Bundesministers für Bildung und Wissenschaft angesehen werden.

Die hier dargestellten Programme
- Hypertonie im Gespräch - Adipositas,
- Hypertonie im Gespräch - Streßbewältigung,
- Koronare Herzkrankheit im Gespräch - Rauchen,
- Schmerz im Gespräch

beruhen auf der Überzeugung, daß die Gesundheitsberatung des Arztes effektiver gestaltet werden kann, wenn er seine Patienten nicht nur zur Verhaltensänderung motiviert, sondern sie auf dem Hintergrund neuerer Erkenntnisse der Verhaltensmedizin während der Verhaltensänderung unterstützt. Es hat sich gezeigt, daß dieses Ziel unter den gegebenen Rahmenbedingungen am günstigsten durch standardisierte Gruppenprogramme erreicht werden kann, die sich auf Patienten mit einheitlichem Krankheitsbild beziehen.

Die Beiträge dieses Buches gründen sich auf Referate, die während des Workshops „Gruppenarbeit in der Praxis des niedergelassenen Arztes" im Rahmen des VII. Kongresses „Psychologie in der Medizin" in Göttingen gehalten wurden. Während dieses Workshops wurden die bedeutsamen Impulse gewürdigt, die die Gruppenarbeit in der ärztlichen Praxis durch den ersten Lehrstuhlinhaber für Allgemeinmedizin an der Medizinischen Hochschule Hannover, Herrn Prof. Dr. med. Klaus-Dieter Haehn, erfahren hat, der bis zu seinem für alle unfaßbaren Tod der Gruppenarbeit in der Allgemeinmedizin mit außerordentlichem Engagement zu der heute vorhandenen Anerkennung verhalf. Die Programme Hypertonie im Gespräch und Koronare Herzkrankheit im Gespräch wurden wesentlich durch seine konzeptuellen Entwürfe und praktischen Erfahrungen gestaltet und hätten nicht die Akzeptanz finden können, wenn seine jahrzehntelange allgemeinärztliche Erfahrung nicht hätte einfließen können. Ein Programm zur Gruppenbehandlung chronischer Schmerzpatienten und chronisch Schlafgestörter wurde von ihm angeregt. An der Ausführung konnte er sich nicht mehr beteiligen. Die Arbeitsgruppe erinnert sich dankbar an seine sachliche Kompetenz, seinen unermüdlichen Einsatz und seine mitmenschliche Wärme. Ihm sei dieser Band gewidmet.

Marburg, im Dezember 1988 Heinz-Dieter Basler

Inhaltsverzeichnis

Gesundheitsberatung in der ärztlichen Praxis
H.-D. Basler 1

Erweiterung des therapeutischen Spektrums in der allgemeinen ärztlichen Versorgung durch Gruppenarbeit mit körperlich Kranken
K.-J. Ebschner 21

Ergebnisse zum bundesweiten Einsatz eines Gruppenprogramms für adipöse essentielle Hypertoniker (Hypertonie im Gespräch - Adipositas)
K. Buser, H.-D. Basler und U. Brinkmeier 26

Entspannung und Streßbewältigung mit essentiellen Hypertonikern - das Gruppenprogramm „Hypertonie im Gespräch - Streßbewältigung"
B. Beisenherz, H.-D. Basler und G. Kaluza 42

Gruppenarbeit mit essentiellen Hypertonikern - ein Erfahrungsbericht aus der Praxis
B. Müller-Wittig 61

„KHK im Gespräch" - ein verhaltenstherapeutisch orientiertes Gruppenbehandlungsprogramm für koronar gefährdete Raucher
U. Brinkmeier, H.-D. Basler und K. Buser 65

Erfahrungen mit dem Nichtrauchertraining für Koronarpatienten aus der Sicht des niedergelassenen Arztes
S. Ehrhardt-Schmelzer 96

„Schmerz im Gespräch" - ein Programm zur psychologischen Behandlung chronischer Schmerzen in Arztpraxen
H. P. Rehfisch, H.-D. Basler, G. Kaluza und B. Beisenherz 102

Praxis der Gruppenarbeit mit chronisch Kranken
G. Kaluza 123

Verhaltensmedizinische Behandlung der peripheren arteriellen Verschlußkrankheit in der Praxis des niedergelassenen Arztes
R. de la Haye, J. Blume, K.-U. Rühlmann und K. Westhoff . . . 135

Autorenverzeichnis

Basler, Heinz-Dieter, Prof. Dr. phil. Dr. med. habil.
Institut für Medizinische Psychologie der Philipps-Universität
Marburg, Bunsenstraße 3, 3550 Marburg

Beisenherz, Birgit, Dipl.-Psych.
Institut für Medizinische Psychologie der Philipps-Universität
Marburg, Bunsenstraße 3, 3550 Marburg

Blume, Jürgen, Dr. med.
Angiologische Gemeinschaftspraxis, Katschhof 3, 5100 Aachen

Brinkmeier, Ulrich, Dipl.-Psych.
Institut für Epidemiologie und Sozialmedizin der Medizinischen
Hochschule Hannover, Konstanty-Gutschow-Straße,
3000 Hannover 61

Buser, Kurt, Dr. rer. soz.
Abteilung Medizinische Soziologie der Medizinischen Hochschule
Hannover, Konstanty-Gutschow-Straße, 3000 Hannover 61

Ebschner, Karl-Jochen, Dr. med.
Bahnhofstraße 1, 6930 Eberbach am Neckar

Ehrhardt-Schmelzer, Susanne, Dr. med.
Dransfelderstraße 7 f, 3400 Göttingen

Haye, Rainer de la, Dipl.-Psych.
Angiologische Gemeinschaftspraxis, Katschhof 3, 5100 Aachen

Kaluza, Gert, Dipl.-Psych.
Institut für Medizinische Psychologie der Philipps-Universität
Marburg, Bunsenstraße 3, 3550 Marburg

Müller-Wittig, Bernhard, Dr. med.
Erzberger Straße 50, 6835 Brühl

Rehfisch, Hans Peter, Dipl.-Psych.
Institut für Medizinische Psychologie der Philipps-Universität
Marburg, Bunsenstraße 3, 3550 Marburg

Rühlmann, K.-Ulrich, Dr. med.
Angiologische Gemeinschaftspraxis, Katschhof 3, 5100 Aachen

Westhoff, K., Dipl.-Psych.
Angiologische Gemeinschaftspraxis, Katschhof 3, 5100 Aachen

Gesundheitsberatung in der ärztlichen Praxis

H.-D. Basler

1 Zielgruppen ärztlicher Beratung

Aufgrund der Zunahme chronischer Erkrankungen hat sich das Aufgabenfeld des Arztes verändert. Bei einem immer größeren Teil der Patienten ist eine kurative Behandlung mit dem Ziel der Wiederherstellung der Gesundheit nicht möglich. Konsequenterweise verlagert sich ärztliches Handeln zum einen stärker in den rehabilitativen, zum anderen in den präventiven Bereich. So muß sich ärztliche Hilfe bei chronisch Kranken vielfach auf eine symptomatische Behandlung mit dem Ziel der Linderung des Leidens und der Unterstützung bei der Krankheitsbewältigung beziehen. Hierbei muß der Mitarbeit des Patienten in der Therapie verstärkte Aufmerksamkeit gewidmet werden, da dem Fortschreiten der Erkrankung im Regelfall nur durch eine Aktivierung des Patienten Einhalt geboten werden kann, wobei Aktivierung häufig eine Veränderung der Lebensweise bedeutet. Deutlich wird dieser Sachverhalt bei den das Krankheitsspektrum bestimmenden Herz-Kreislauf-Erkrankungen. Herzinfarkt und Apoplex stellen irreversible Gewebeschädigungen dar, die eine Anpassung der Lebensweise erfordern. Das Selbstbild der Person, ihre sozialen Beziehungen und ihre beruflichen Perspektiven werden durch die Krankheitserfahrung geprägt. Psychische Krisen können die Folge sein, so daß eine beratende Unterstützung des Patienten nötig wird. Auf der anderen Seite ergibt sich ein Beratungsbedarf durch die Erkenntnisse der Risikofaktorenforschung. So ist bekannt, daß Risikofaktoren auf körperlicher Ebene, wie z. B. essentielle Hypertonie, Fettstoffwechselstörungen, Diabetes mellitus und Hyperurikämie, sich in ihrer das Gefäßsystem schädigenden Wirkung potenzieren, wenn bei dem Patienten weitere Risiken auf Verhaltensebene vorliegen, wie z. B. durch Fehlernährung bedingtes Übergewicht, Zigarettenrauchen oder mangelnde Kompetenz zur Streßbewältigung und zu geringe körperliche Aktivität. Personen mit manifesten somatischen Risiken sollten hiernach vorrangig ihr Gesundheitsverhalten überprüfen und ggf. verändern, wozu ebenfalls eine beratende Unterstützung erforderlich ist.

Während Hilfen zur Krankheitsbewältigung den rehabilitativen Aufgaben zugerechnet werden, fallen Interventionen zur Verhaltensänderung bei Personen mit manifesten Risiken auf körperlicher Ebene, wie z. B. bei essentieller Hypertonie, in den Bereich der Prävention. Im ersten Fall geht es primär darum, Hilfen für das Leben mit der Krankheit zu geben, im zweiten Fall darum, ein Fortschreiten der

Erkrankung zu verhindern, möglicherweise auch darum, durch frühzeitiges Eingreifen die bestehende Funktionsstörung selbst zu beeinflussen. Da sich die Intervention auch im zweiten Fall nicht auf Gesunde, sondern auf bereits Erkrankte bezieht, wird hier von sekundärer Prävention gesprochen (vgl. Basler 1980).

Für Interventionen mit dem Ziel, Verhaltensweisen und Einstellungen zu Gesundheit und Krankheit zu beeinflussen, hat sich in der ärztlichen Praxis der Begriff der Gesundheitsberatung eingebürgert. Er ist dort unproblematisch, wo sich die Beratung tatsächlich auf Gesunde bezieht, er wird in seiner Bedeutung jedoch unscharf, wenn auch die Beratung bereits Erkrankter, insbesondere im Bereich chronischer Erkrankungen, einbezogen wird.

Nach Schwartz (1985) lassen sich verschiedene Ebenen präventiver Maßnahmen je nach Zielgruppe unterscheiden. Eine Intervention kann sich richten auf

- Gesunde,
- gesunde Exponierte,
- Früherkrankte,
- fortgeschritten Erkrankte,
- chronisch Behinderte
  oder von vorzeitigem Tod Bedrohte.

Auf all diesen Ebenen sind Beratungsmaßnahmen mit unterschiedlichen inhaltlichen Schwerpunkten angebracht.

Wenn Beratung unter der Zielsetzung betrieben wird, den jeweils z. Z. vorliegenden Gesundheitszustand zu fördern und eine weitere Verschlechterung zu verhindern, erscheint es allerdings gerechtfertigt, auf allen diesen Ebenen den Begriff der Gesundheitsberatung zu verwenden.

Gesundheitsberatung hat somit das Ziel, auf dem jeweils vorgegebenen Niveau eine für die Person optimale Gesundheitsförderung anzustreben. Gesundheit und Krankheit werden hiernach als ein Kontinuum angesehen, wobei die Beratung dazu beitragen soll, den jeweiligen Ort der Person in Richtung auf den Pol der Gesundheit zu verschieben.

Die Erkenntnis, daß die Bekämpfung chronisch degenerativer Erkrankungen ohne eine aktive Mitarbeit der gefährdeten oder bereits davon betroffenen Personen nicht erfolgreich sein kann, hat zu einem verstärkten Bemühen um die Gesundheitsberatung geführt, der auch von Gesundheits- und ärztlichen Standespolitikern ein immer höherer Stellenwert zugesprochen wird. Nicht zuletzt ist auch die Änderung der ärztlichen Gebührenordnung in Richtung auf eine bessere Honorierung ärztlicher Beratung als eine Rahmenbedingung zur Förderung der Gesundheitsberatung zu sehen. Darüberhinaus hat die Bundesregierung im Rahmen ihrer Forschungspolitik Schwerpunkte gesetzt, von denen die Gesundheitsberatung profitieren wird. Hier sind insbesondere die Projekte im Bereich der Prävention von Herz-Kreislauf-Erkrankungen und der Rehabilitation chronisch Kranker zu nennen (Bundesminister für Forschung und Technologie 1985).

So soll durch Beeinflussung der Risikofaktoren die Herz-Kreislauf-Mortalität bei Männern und Frauen im Alter von 26–60 Jahren um mehr als 8% gesenkt werden. Die aus Bundesmitteln geförderte „Deutsche Herz-Kreislauf-Präventionsstudie (DHP)“ sieht zwei unterschiedliche Interventionsansätze vor: die „kooperative Prävention“ sowie die „kommunale Prävention“. Gemeinsam ist beiden Ansätzen der Versuch, im Rahmen der primären Prävention Interventionsmaßnahmen auf Gemeindeebene zu verankern, den Prozeß der Verankerung zu evaluieren und die Veränderungen der Zielvariablen (Mortalität und Risikofaktoren) zu erfassen.

Arbeitsfeld der auf alle „Daseinsgrundfunktionen", d.h. die Lebensbereiche Familie, Wohnen, Bildung, Arbeit, Erholung, Versorgung und Kommunikation bezogenen Intervention ist die Gemeinde, wobei der Ärzteschaft bei den Interventionsansätzen eine - wenn auch unterschiedliche - Schlüsselfunktion zukommt. Gesundheitsberatung spielt in diesen Modellen eine bedeutsame Rolle.

Für die Beratung chronisch Kranker sind die von der Bundesregierung geförderten Projekte zur wohnortnahen Rheumaversorgung von besonderer Bedeutung. Forschungsförderung innerhalb dieses Bereiches hat zum Ziel, eine günstigere, wohnortnahe Betreuung der chronisch kranken Rheumapatienten über Jahre hinweg zu ermöglichen. Trotz der nur begrenzt erreichbaren Behandlungserfolge bei dieser Gruppe soll sich die Lebensqualität der Patienten erhöhen. Es wird betont, daß aus Sicht des Patienten die Schmerzlinderung zwar primäres Anliegen ist, daß aber ebenfalls eine Hilfe bei der Lebensführung erwartet wird.

Weitere Anstöße zur Gesundheitsberatung chronisch Kranker werden durch die im Jahre 1988 in die Förderung aufgenommenen Projekte zur Therapie chronischer Schmerzpatienten zu erwarten sein.

Zum Abschluß soll zusammenfassend dargestellt werden, auf welche Bereiche sich Gesundheitsberatung in der Praxis des niedergelassenen Arztes u. E. primär bezieht:

1) die Beratung mit dem Ziel, Personen, bei denen Risikofaktoren auf somatischer Ebene festgestellt wurden, zu einer Veränderung von Risikofaktoren auf Verhaltensebene zu bewegen. So wird z. B. dem essentiellen Hypertoniker geraten, sein Übergewicht durch eine Veränderung seiner Eßgewohnheiten zu reduzieren, oder der Patient mit einer arteriellen Verschlußkrankheit wird motiviert, das Rauchen aufzugeben;
2) die Beratung mit dem Ziel, Personen, die bereits erkrankt sind, bei der Bewältigung ihres Leidens zu unterstützen. Ein Beispiel hierfür ist die sexuelle Beratung der Infarktpatienten über den Zusammenhang von Angst vor einem Reinfarkt durch körperliche Belastung und sexuellen Funktionsstörungen, wenn er befürchtet, die mit dem Geschlechtsverkehr verbundene körperliche Belastung könne sein Leiden verschlimmern. Oder die Patientin mit chronischen Rückenschmerzen wird beratend darin unterstützt, trotz ihrer Beschwerden körperlich aktiv zu bleiben.

Nach der Klassifikation von Schwartz (1985) bezieht sich diese Beratung also vornehmlich auf Früherkrankte, fortgeschritten Erkrankte und chronisch Behinderte.

Die im Modellversuch des Zentralinstituts für die kassenärztliche Versorgung erprobte Beratung von Gesunden wird aufgrund der damit verbundenen abrechnungstechnischen Probleme wahrscheinlich auch in absehbarer Zukunft keine Regelleistung des niedergelassenen Arztes werden (vgl. Bengel et al. 1988).

2 *Beratung und Verhaltensänderung*

Nach einer Publikation des amerikanischen Gesundheitsministeriums können mindestens 7 der 10 häufigsten Todesursachen wirksam angegangen werden, indem Personen, die davon betroffen sind, die folgenden Lebensgewohnheiten ändern: der Gesundheit abträgliche Ernährungsweisen, das Rauchen, den Mangel an körperlicher Bewegung, den übermäßigen Konsum von Alkohol und die Vernachlässigung der ihnen verordneten antihypertensiven Medikation (US Department of Health, Education and Welfare 1979, S. 14). Obwohl seit Bekanntwerden des Risikofaktorenkonzeptes für koronare Herzkrankheiten die Institutionen der gesundheitlichen Versorgung ihre Bemühungen um Aufklärung und Motivation zur Verhaltensänderung ständig verstärkten, sind gerade in der BRD die Erfolge dieser Bemühungen immer noch zu wenig sichtbar. Die Schätzungen der Experten darüber, wieviele Personen sich nicht an die in einer ärztlichen Beratung gegebenen Empfehlungen halten, variieren zwischen 15% und 94%, wobei ein eher ungünstiges Bild überwiegt (Davis 1966; Sackett 1982).

Von uns befragte ärztliche Praktiker teilten die eher negative Einschätzung der Experten zu den Erfolgen der Beratungstätigkeit. Von 15 im Rahmen einer Studie zur Gruppenberatung essentieller Hypertoniker befragten Allgemeinärzten zeigte sich nur einer mit den Erfolgen der individuellen Gesundheitsberatung zufrieden (vgl. Basler et al. 1985). Viele von ihnen hatten aufgrund der mangelnden Erfolge der Gesundheitsberatung bereits eine resignative Haltung entwickelt. Auch die in einer Studie von Kludas et al. (1984) befragten Ärzte beurteilten die Effizienz ärztlicher Beratung eher negativ. Allerdings wurde dafür weniger mangelnde ärztliche Kompetenz als vielmehr fehlende Motivation der Patienten verantwortlich gemacht.

Wir sehen vor allem 2 Gründe für die nicht ausreichende Effektivität bisheriger ärztlicher Gesundheitsberatung:

1) Die ärztliche Beratung beschränkte sich bisher weitgehend auf eine Beratung *zur* Verhaltensänderung. Die Patienten wurden hierdurch zwar zur Verhaltensänderung motiviert, dann aber in ihrem Bemühen um Verhaltensänderung weitgehend alleingelassen. Wir erheben die Forderung, die Beratung *zur* Verhaltensänderung um eine Beratung *während* der Verhaltensänderung zu ergänzen und nach der Verhaltensänderung eine Langzeitbetreuung zur Sicherung des Beratungseffektes aufrechtzuerhalten.
2) Die ärztliche Beratung berücksichtigte bisher in zu geringem Umfang die empirischen Untersuchungen zu den Wirkfaktoren der Gesundheitsberatung. Die bisherige Gesundheitsberatung erfolgte allzu häufig theoriefern und konzeptionslos. Wir erheben die Forderung, die Praxis der Gesundheitsberatung an empirisch fundierten theoretischen Modellen zu orientieren.

3 Beratung zur Verhaltensänderung

Unter der Beratung zur Verhaltensänderung verstehen wir ein Beratungsgespräch, in dem der Patient motiviert wird, sein problematisches Verhalten ändern zu wollen. Dieses Ziel kann am ehesten erreicht werden, wenn psychologische Konzepte, die für solche Beratungen entwickelt wurden, Berücksichtigung finden.

3.1 Beratung als Beeinflussung von Überzeugungen

Empirische Studien, in denen die Motivation durch Beratungen beeinflußt werden sollte, beziehen sich häufig auf Änderungen der Ernährungsgewohnheiten zum Zweck der Gewichtsreduktion, auf eine Reduktion des Zigarettenrauchens, auf eine Steigerung der körperlichen Aktivität und eine Verbesserung der Medikamentencompliance. Die Ergebnisse dieser Studie lassen sich am ehesten systematisch darstellen, wenn wir sie in ein Modell einordnen, das versucht, zu erklären, von welchen Bedingungen ein gesundheitsrelevantes Verhalten beeinflußt wird. Es ist das Health Belief Model (HBM), das hier in seinen Grundzügen dargestellt werden soll.

Im HBM wird davon ausgegangen, daß Personen sich nur dann an Empfehlungen medizinischer Experten halten, wenn diese sich mit persönlichen Erwartungen und Überzeugungen (health beliefs) decken. Voraussetzung für die Bereitschaft des Patienten, sich aktiv an der Therapie zu beteiligen, ist somit ein zwischen Arzt und Patient erzielter Konsens, der sich auf die Kooperation in der Therapie bezieht. Soll eine Verhaltensänderung angestrebt werden, so ist zuvor über folgende Bereiche Übereinstimmung zu suchen:

1) Das Verhalten wird als gesundheitsgefährdend angesehen.
Das Wissen über die Gefährdung ist bei einzelnen Verhaltensweisen in unterschiedlichem Maße ausgeprägt. Der Arzt soll sich zunächst ein Bild darüber machen, welches Wissen der Patient besitzt und ihm ggf. anhand didaktischer Materialien weitere Informationen vermitteln. Die Tatsache, daß das Wissen um die gesundheitlichen Schäden des Rauchens heute weit verbreitet ist, ohne daß sich insgesamt eine deutliche Reduktion des Tabakkonsums abzeichnet, weist allerdings bereits darauf hin, daß das Wissen um die Gefahr allein noch kein hinreichendes Motiv für eine Verhaltensänderung darstellt. Als weitere Bedingung kommt hinzu:

2) Die Person muß sich als für die Gesundheitsgefährdung empfänglich ansehen.
Häufig wird zwar der Zusammenhang zwischen Verhalten und Gesundheitsgefährdung akzeptiert, er wird aber nicht auf die eigene Person bezogen. Es wird dann z.B. argumentiert: „Mein Großvater war sein Leben lang starker Raucher und ist nie krank geworden. Warum soll es mich gerade treffen?“ Die Person fühlt sich dann durch ihr Wissen nicht persönlich betroffen; es fehlt die emotionale Resonanz, die als wesentliches Motiv für Verhaltensänderungen angesehen wird.

Wird vom Patienten eine persönliche Betroffenheit geleugnet, so kann darauf erwidert werden, daß wir z.Z. noch zu wenig wissen, weshalb bei einer Person ein Verhalten zu gesundheitlichen Schäden führt, bei einer anderen aber nicht, so daß die Gefährdung im Einzelfall nie ausgeschlossen werden kann.

3) Der Nutzen der Verhaltensänderung muß als hoch bewertet werden.
Nach allen vorliegenden Informationen - und das wird auch durch eigene Untersuchungsergebnisse bestätigt - muß der Überzeugung vom Nutzen der Verhaltensänderung eine sehr große Bedeutung für die Motivation des Patienten zugesprochen werden. In einer Studie mit gefäßoperierten Patienten stellten wir fest, daß

diejenigen, die das Rauchen aufgegeben hatten, stärker davon überzeugt waren, daß sie dadurch ihre Gesundheit beeinflussen konnten, als diejenigen, die weiterrauchten (Basler u. Wilke 1981). Wenn der Nutzen einer Maßnahme in Zweifel gezogen wird, z. B. bei Schutzimpfungen oder bei Krebsfrüherkennungsuntersuchungen, gehen die Beteiligungsquoten deutlich zurück.

Die Einschätzung des Nutzens bezieht sich aber nicht allein auf eine Verringerung des gesundheitlichen Risikos. So kann der Beratene z. B. den Nutzen einer Adipositastherapie in einer Steigerung der körperlichen Attraktivität oder der vermehrten Wertschätzung durch den Partner sehen. Andere als gesundheitliche Gründe können den Entschluß abzunehmen stärker beeinflussen als die Sorge um die Gesundheit. Diese Gründe sollten im Beratungsgespräch gefunden und in ihren positiven Effekten dargestellt werden.

4) Die Barrieren, die einer Verhaltensänderung entgegenstehen, müssen als gering angesehen werden.
Als solche Barrieren sind z. B. die Lustgefühle anzusehen, die unmittelbar mit vielen gesundheitsschädigenden Verhaltensweisen in Zusammenhang stehen. Sie werden auch als „psychologische Kosten" einer Verhaltensänderung angesehen: Unsere uns liebgewordenen Ernährungsgewohnheiten z. B. sind Teil der von uns empfundenen Lebensqualität. Verändert der Patient seine Ernährungsgewohnheiten, so ändert sich damit auch seine Lebensqualität. Er wird nur dann keine negative Einstellung zur Verhaltensänderung gewinnen, wenn seine Lebensqualität in anderen Bereichen gleichzeitig zunimmt und somit seine „Glücksbilanz" ausgeglichen bleibt. Das kann in zweierlei Weise im Beratungsgespräch erreicht werden:

- es sollte auf langfristige positive Folgen der Verhaltensänderung hingewiesen werden (z. B. erhöhte physische Attraktivität oder größere körperliche Fitness nach Gewichtsreduktion);
- es sollte nach Möglichkeiten gesucht werden, wie sich der Patient während der Verhaltensänderung verwöhnen oder belohnen kann (z. B. durch einen Saunabesuch, durch Erfüllung bisher zurückgestellter Wünsche, usw.).

Solche Maßnahmen müssen individuell auf die persönlichen Bedürfnisse des Patienten abgestimmt sein.

Die bisher aufgeführten Überzeugungen führen allerdings nicht automatisch zu einer Verhaltensänderung. Selbst wenn der Patient sein Verhalten als gefährlich ansieht und überzeugt ist, daß er selbst durch das Verhalten gefährdet ist, wenn er darüber hinaus den Nutzen der Verhaltensänderung als hoch bewertet und die Barrieren als gering einschätzt, entsteht bei ihm zunächst nur eine Bereitschaft zur Verhaltensänderung. Der Patient faßt den Vorsatz, sich ändern zu wollen. Ob dieser Vorsatz sich in beobachtbares Verhalten umsetzt, hängt davon ab, ob die Rahmenbedingungen eine Verhaltensänderung ermöglichen.

Eine wesentliche Rahmenbedingung stellt die Art des Versorgungsangebotes dar. Wenn der Patient vom Arzt nur aufgefordert wird, sein Verhalten zu ändern, ohne gesagt zu bekommen, wie er es tun soll, müssen die Rahmenbedingungen als ungünstig angesehen werden. Zu fordern ist somit nicht ausschließlich die Beratung *zur* Verhaltensänderung, sondern die Beratung *während* der Verhaltensänderung.

Eine weitere Rahmenbedingung zur Verhaltensänderung sind Einstellungen des Patienten, die die medizinische Versorgung betreffen. In solchen Einstellungen spiegeln sich eigene Vorerfahrungen mit dem behandelnden Arzt oder der Behandlungseinrichtung, die Einfluß nehmen auf die Bewertung der erhaltenen Informationen. Hier ist das in den Arzt gesetzte Vertrauen eine entscheidende Bedingung, die die Akzeptanz der Informationen erleichtert. Ein Konsens zwischen Patient und Arzt über die durchzuführenden Behandlungsmaßnahmen wird durch eine den Patienten zufriedenstellende Kommunikation mit dem Arzt gefördert. Erst wenn dieser Konsens erreicht ist, entwickelt sich die Intention zur Verhaltensänderung.

Solche Rahmenbedingungen stellen Handlungsanreize dar, denen eine umso größere Bedeutung bei der Verhaltensänderung zukommt, je stärker eine Person die der Verhaltensänderung entgegenstehenden Barrieren wahrnimmt. In diesem Zusammenhang muß noch einmal eindringlich auf die möglicherweise mit der Verhaltensänderung verbundene Veränderung der Lebensqualität hingewiesen werden. Wird die Lebensqualität durch die angebotene Behandlungsmaßnahme beeinträchtigt, so verringert sich die Bereitschaft zur Mitarbeit erheblich. Dieser Sachverhalt ist unter anderem in der Behandlung essentieller Hypertoniker nachgewiesen worden (Croog et al. 1986).

3.2 Didaktik der Verhaltensänderung: Die Rolle der Angst

Wenn auf die Gefährlichkeit einer Verhaltensweise oder auf die eigene Gefährdung durch das Verhalten hingewiesen wird, so ist es sehr wahrscheinlich, daß durch diese Informationen Angst erzeugt wird. Je nach Art der Darstellung ist es allerdings möglich, den Angstgehalt der Information zu variieren, und es stellt sich die Frage: Ist es in Bezug auf die angestrebte Verhaltensänderung günstiger, den Angesprochenen einen „heilsamen Schrecken“ einzujagen, oder sollen die Gesundheitsinformationen eher in einer affektiv neutralen Sprache angeboten werden, die stärker die Vernunft als die Emotionen anspricht?

Emotionen beschreiben nicht nur einen Zustand unseres Organismus, sie spiegeln auch einen Prozeß, der in Handlungen einmündet. Angst dient der Konzentration auf Gefahren und stellt zugleich ein Motiv dar, die Gefahren zu verringern. Eine emotionale Aktivierung, die durch Angst erzeugende Informationen ausgelöst wird, motiviert demnach eine Person, Strategien zu entwickeln, die den unangenehmen Zustand aufheben. Es werden Handlungen unternommen, um die Angst zu bewältigen.

Im Rahmen der Beratung zur Verhaltensänderung stellt sich allerdings das Problem, daß Angst auf unterschiedliche Art verringert werden kann:

1) Es können Handlungen ausgeführt werden, die zu einer Beseitigung der Gefahr führen. In diesem Fall wird von einer *Gefahrenabwehr* gesprochen. Mit der Bewältigung der Gefahr wird auch die Angst abgebaut.
2) Es können Handlungen ausgeführt werden, die zu einer Beseitigung der Angst, nicht aber zu einer Ausschaltung der Gefahr führen. In diesem Fall sprechen wir von *Angstabwehr.* Das wird ermöglicht durch den Einsatz psychischer

Abwehrmechanismen, z. B. durch Verleugnung, Isolierung oder Bagatellisierung. Bei der Verleugnung wird die Gefahrenquelle aus dem Bewußtsein ausgeblendet, bei der Isolierung wird sie ihres affektiven Gehaltes entkleidet und bei der Bagatellisierung wird der bedrohliche Charakter nicht mehr wahrgenommen. Auf diese Weise schützt die Person sich davor, sich mit der Angst auseinandersetzen zu müssen. Trotz der Bewältigung der Angst bleibt dann allerdings die Gefahr bestehen.

Wir wollen uns mit der Frage auseinandersetzen, durch welche Bedingungen eine Angstabwehr und durch welche Bedingungen eine für die Verhaltensänderung erwünschte Gefahrenabwehr gefördert werden kann.

3.2.1 Gefahrenabwehr und Angstdosis

Wenn ein Zusammenhang zwischen Angstniveau und Verhaltensänderung postuliert wird, ist es wichtig, die Angstdosis ausfindig zu machen, die am ehesten eine aktive Bewältigung der Gefahr ermöglicht.

Janis (1970) berichtet über Untersuchungen an einer Population starker Raucher, die in 4 Subgruppen unterteilt wurden. Allen wurde nahegelegt, ihre Rauchgewohnheiten zu verändern, wobei der Effekt von Aufklärung über die allgemein mit dem Rauchen verbundenen gesundheitlichen Gefahren und über die persönliche Gefährdung des Einzelnen beobachtet werden sollte. So sah die 1. Gruppe einen Aufklärungsfilm, in dem die gesundheitlichen Gefahren des Rauchens am Beispiel einer Lungenkrebsoperation dargestellt wurden. Der 2. Gruppe wurde ein Film gezeigt, in dem die hohe Wahrscheinlichkeit der Erkrankung für jeden Raucher besonders herausgestrichen wurde. Die 3. Gruppe sah nacheinander beide Filme; die 4. Gruppe diente als Kontrollgruppe. Anschließend wurden alle Personen beraten, mit dem Rauchen aufzuhören. Es zeigten sich folgende Ergebnisse: Sowohl die 1. Gruppe, die den Film über die Operation, als auch die 2. Gruppe, die den Film über die eigene Gefährdung gesehen hatte, verringerte signifikant ihren durchschnittlichen Zigarettenkonsum. In der 3. Gruppe stieg der Konsum kurzfristig sogar an, blieb langfristig aber wie in der Kontrollgruppe unverändert. Die beobachteten Effekte werden dadurch erklärt, daß in der 3. Gruppe durch die andauernden angstbesetzten Informationen das Angstniveau so hoch geworden sei, daß die Personen mit der Angst nur durch die Verleugnung der Gefahr und durch das bewährte Mittel der Angstbewältigung, nämlich das Zigarettenrauchen, fertigwerden konnten. Es zeigte sich somit eine mittlere Angstdosis einer hohen Dosis gegenüber als überlegen.

Nach Janis verhindern sowohl geringe als auch starke Ängste eine aktive Auseinandersetzung mit einer Gefahr. Eine solche Auseinandersetzung sei aber nötig, um die Gefahren zu antizipieren und ihnen wirksam begegnen zu können. Die aktive Auseinandersetzung mit der gegebenen Bedrohung stelle auf die bevorstehende Gefahr ein. Personen mit niedrigem Angstniveau sind nicht motiviert, sich auf die Gefahr vorzubereiten und ihr zu begegnen. Personen mit hohem Angstniveau auf der anderen Seite müssen, um sich vor einer Überflutung durch die Angst zu schützen, zu Mechanismen der Angstabwehr greifen, wodurch ebenfalls die Einstellung auf die Gefahr verhindert wird. Eine mittlere durch die Angst verursachte psychophysische Aktivierung hingegen gilt als optimal, um eine Verhaltensänderung einzuleiten.

Für das Beratungsgespräch wird gefolgert, daß sowohl sehr schwache als auch sehr starke emotionale Appelle die Annahme der in der Botschaft enthaltenen rationalen Information erschweren. Schwache Appelle führen zu ungenügender Aufmerksamkeit: Die Botschaft stößt beim Empfänger auf mangelndes Interesse. Starke Appelle führen zu Übererregung durch Angstüberflutung. Eine Bewältigung der Angst wird dann nur durch den Einsatz psychischer Abwehrmechanismen möglich, die aber ihrerseits eine Gefahrenabwehr verhindern.

Eine Aktivierung zur Verhaltensänderung kann somit am ehesten erreicht werden, wenn durch die Information ein mittleres Angstniveau angestrebt wird. Aktivierung wird als abhängig von der Angstdosis angesehen.

Es sollte in diesem Zusammenhang allerdings beachtet werden, daß der Angstgehalt einer Information schwierig zu objektivieren ist. Eine Information, die die eine Person emotional stark anspricht, läßt eine andere völlig unbeeindruckt. Von Bedeutung ist hier die habituelle Ängstlichkeit einer Person, d.h. ihre Bereitschaft, auf potentielle ängstigende Informationen zu reagieren. Diese individuelle Reaktionsbereitschaft muß daher im Beratungsgespräch berücksichtigt werden. Ziel muß sein, den Beratenen emotional zu aktivieren, ohne ihn zu verschrecken.

Das kann z.B. dadurch erreicht werden, daß nicht nur die Risiken des unerwünschten Verhaltens, sondern auch die Vorteile des erwünschten Verhaltens angesprochen werden. Weniger zu rauchen, bedeutet neben dem finanziellen Nutzen auch eine Verbesserung des Geruchs- und Geschmackssinnes oder eine Verringerung des unangenehmen Mundgeruchs oder des lästigen Hustens. Es gilt, die Aufmerksamkeit des Beratenen auf diese positiven Dinge zu lenken.

Beratung zur Verhaltensänderung am Beispiel des Rauchens

1) Vergewissern Sie sich, ob der Patient die Risiken des Rauchens kennt und ergänzen Sie sein Wissen („Kennen Sie die Gesundheitsgefahren durch das Rauchen?“).

Hier kann der Patient Abwehrstrategien einsetzen, wie z.B.:
- Viele Raucher werden sehr alt. Mein Großvater z.B. ...
- Ich kenne viele Nichtraucher, denen es gesundheitlich viel schlechter geht.
- Es rauchen ja doch so viele Menschen, da kann es so schädlich schließlich nicht sein.
- Wenn selbst Ärzte rauchen, kann doch an dem, was Sie sagen, nicht alles stimmen.
- Wenn man alles unterlassen würde, was heute als gesundheitsschädlich angesehen wird, dann würde sich das Leben überhaupt nicht mehr lohnen.

Überlegen Sie, wie Sie mit solchen Aussagen umgehen werden.

2) Überzeugen Sie Ihren Patienten, daß er selbst durch das Rauchen gefährdet ist („Es gibt ja Menschen, die kennen zwar die Gefahren des Rauchens, meinen aber,

sie selbst werde es schon nicht treffen. Wie ist das bei Ihnen: Meinen Sie, daß Sie durch das Rauchen gefährdet sind?").

Abwehrende Äußerungen sind hier:
- Wenn ich auch noch mit dem Rauchen aufhöre, habe ich gar keine Freude mehr im Leben.
- Das ist doch alles nur Statistik. Mich wird es schon nicht treffen.
- Solange ich rauche, fühle ich mich wohl.

Gehen Sie auf abwehrende Äußerungen ein, indem Sie auf zusätzliche Risiken des Patienten hinweisen (z. B. Adipositas, essentielle Hypertonie, Hypercholesterinämie, usw.) und indem Sie auf besondere Gefährdungen dieses mit mehrfachen Risiken belasteten Personenkreises hinweisen.

3) Erarbeiten Sie mit dem Patienten, welche Vorteile es für ihn hat, wenn er das Rauchen aufgibt („Haben Sie schon einmal darüber nachgedacht, welche Vorteile es für Sie hat, mit dem Rauchen aufzuhören?").

Gehen Sie v. a. auch auf Vorteile ein, die nur mittelbar der Förderung der Gesundheit dienen, wie z. B.:
- finanzielle Ersparnis,
- größere körperliche Leistungsfähigkeit,
- bessere Wahrnehmung des Geschmacks von Speisen und Getränken,
- keine gelben Finger und Zähne mehr,
- bessere Haut,
- Sieg über die eigene Abhängigkeit,
- Steigerung des Selbstwertgefühls usw.

Arbeiten Sie für den Patienten deutlich den Nutzen heraus, den er von der Verhaltensänderung erwarten kann.

4) Sprechen Sie auch über die Barrieren, die dem Patienten die Verhaltensänderung erschweren („Was hat Sie bisher daran gehindert, mit dem Rauchen Schluß zu machen?").

Mögliche Barrieren sind:
- Ich habe es schon mehrfach versucht, es hat nie auf Dauer geklappt.
- Ich werde nervös, wenn ich nicht rauche.
- Alle meine Freunde rauchen. Was werden die sagen, wenn ich damit aufhöre?
- Rauchen macht mir Spaß.
- Wenn ich mit dem Rauchen aufhöre, werde ich dick.

Zeigen Sie Verständnis für die vom Patienten genannten Barrieren und weisen Sie darauf hin, daß, gerade weil Ihnen die Barrieren bekannt sind, Sie in Ihrer Praxis bereit sind, ihm zusätzliche Hilfestellungen während der Verhaltensänderung zu geben. Vereinbaren Sie Möglichkeiten für die weitere Unterstützung.

3.2.2 Gefahrenabwehr und Handlungsanleitungen

Andere Autoren stellen die Bedeutung emotionaler Aktivierung für die Verhaltensänderung zwar nicht in Frage, betonen aber die wichtige Rolle von Handlungsanleitungen bei der Bewältigung von Gefahren. Aufgrund seiner Untersuchung wird z. B. von Leventhal (1971) die Aussage unterstrichen, daß Verhaltensänderungen umso wahrscheinlicher werden, je konkreter und besser befolgbar die Anleitungen zur Verhaltensänderung gestaltet sind. Auch hier wird betont, daß Beratung zur Verhaltensänderung zwar ein begrüßenswerter erster Schritt sein könne, daß ihr aber zur Sicherung des Erfolges unbedingt die Beratung während der Verhaltensänderung nachfolgen müsse.

Wird in einem Beratungsgespräch eine Person auf eine ihr drohende Gefahr aufmerksam gemacht, so setzt nicht nur eine emotionale, sondern auch eine rationale Stellungnahme ein. Wie bereits zuvor beschrieben, fördert die emotionale Stellungnahme die psychophysische Aktivierung, wodurch wiederum die Handlungsbereitschaft erhöht wird. Im Rahmen der rationalen Stellungnahme wird überprüft, welche Möglichkeiten die Person besitzt, um der Gefahr wirksam begegnen zu können. Über die Erkenntnisse von Janis hinaus geht die These, daß die Inhalte der Information darüber entscheiden, ob die rationale oder die emotionale Stellungnahme überwiegt.

Wird im Beratungsgespräch das Schwergewicht der Information auf die Bedrohung gelegt, so überwiegt der emotionale Gehalt und eine primär emotionale Stellungnahme wird wahrscheinlich; überwiegt der rationale Gehalt, indem Möglichkeiten zur Bewältigung der Gefahr aufgezeigt werden, erfolgt primär eine rationale Stellungnahme. Primär emotionale Stellungnahmen fördern den Mechanismus der Angstabwehr, primär rationale Stellungnahmen machen eine Gefahrenabwehr wahrscheinlicher.

Es wird folgende Konsequenz gezogen: Soll durch das Beratungsgespräch eine Verhaltensänderung eingeleitet werden, so müssen dem Patienten befolgbare Handlungsanleitungen aufgezeigt werden. Es muß ihm die Überzeugung vermittelt werden, daß er auf dem aufgezeigten Weg sein Verhalten wirksam verändern kann. Der mit dem Beratenen anzustrebende Konsens darf sich somit nicht nur auf die gemeinsame Überzeugung von der Gefährlichkeit des Verhaltens, der eigenen Gefährdung, dem Nutzen der Verhaltensänderung und der Überwindbarkeit der Barrieren beziehen; es muß darüberhinaus ein Konsens über die Art und Weise erzielt werden, wie das Verhalten verändert werden kann, z. B. durch weitere Beratungsgespräche, durch einen Verweis an Selbsthilfegruppen, durch Teilnahme an einer Diätberatung, einem Nichtraucherkurs, einer Infarktsportgruppe, einem Kurs zum autogenen Training usw. Um solche Anleitungen geben zu können, muß der Berater über die in seiner Region vorhandenen Angebote zur Verhaltensänderung umfassend informiert sein. Wir selbst sehen eine ideale Möglichkeit zur Beratung während der Verhaltensänderung in der Durchführung von Patientengruppen in der eigenen Praxis des Arztes. Hierauf wird später zurückgekommen.

Lazarus et al. (1977) haben die Zusammenhänge zwischen der Wahrnehmung einer gesundheitlichen Gefahr und der Wahrnehmung von Möglichkeiten zur Bewältigung dieser Gefahr näher beschrieben. Wenn in einem Beratungsgespräch

Personen auf eine Gefahr aufmerksam gemacht werden, so gehen die Autoren davon aus, daß zwei parallele Bewertungsprozesse einsetzen. Die Personen nehmen zum einen eine Bewertung der Gefahrensituation vor, an deren Ende eine Einschätzung der eigenen Gefährdung steht. Zum anderen nehmen sie auch eine Bewertung der eigenen Bewältigungsmöglichkeiten vor. Erst bei einer Diskrepanz zwischen der Bewertung der Gefahrensituation und der Bewertung der eigenen Möglichkeiten zur Bewältigung resultiert eine emotionale Aktivierung: Es entsteht Angst. Wird die Gefahr als groß, die Bewältigungschance als gering angesehen, kommt es entweder zum Einsatz von Abwehrmechanismen oder zu einer hilflosen Aufregung. Die Art der Reaktion ist davon abhängig, in welcher Weise das Gefahrensignal zu manipulieren ist. Schmerz als Signal für eine drohende gesundheitliche Gefährdung führt z. B. bei geringen oder fehlenden Möglichkeiten der Bewältigung eher zu hilfloser Aufregung, während z. B. Übergewicht als Signal für eine drohende Gefährdung in einem solchen Fall eher eine Verleugnung oder eine Bagatellisierung zur Folge hat.

Es ist daher entscheidend wichtig, daß der Arzt, wenn er auf eine Gesundheitsgefahr hinweist, immer auch Wege aufzeigt, wie diese Gefahr verringert werden kann. Wenn das empirisch gut gesicherte Modell von Lazarus ernst genommen wird, so darf der Arzt nicht nur die Bewertung der Gesundheitsgefahr beeinflussen, er muß darüberhinaus auch Einfluß nehmen auf die Bewertung der Bewältigungsmöglichkeiten. Erneut wird die Bedeutung von befolgbaren Handlungsanleitungen für eine Verhaltensänderung, und somit die Notwendigkeit einer Beratung während der Verhaltensänderung, ersichtlich.

4 Beratung während der Verhaltensänderung

Durch die bisherigen Ausführungen wurde deutlich, daß eine Verhaltensänderung als Folge einer Gesundheitsberatung nur dann zu erwarten ist, wenn im Beratungsgespräch neben den notwendigen Informationen auch eine Unterstützung bei der Verhaltensänderung zugesichert wird. Kann der Arzt keine Hilfe während der Verhaltensänderung anbieten, bleibt es beim Patienten allzuleicht bei der Vornahme, etwas ändern zu wollen, eine Änderung selbst findet dann aber nur in seltenen Fällen statt.

Dieser Sachverhalt hat uns bewogen, verhaltensmedizinische Programme zur Aktivierung und Verhaltensänderung zu entwickeln, die vom niedergelassenen Arzt in seiner Praxis eingesetzt werden können, um die Beratung *zur* Verhaltensänderung durch eine Beratung *während* der Verhaltensänderung zu ergänzen und auf diese Weise der Gesundheitsberatung eine größere Effektivität zu sichern.

Von Programmen zur Verhaltensänderung, die außerhalb der ärztlichen Praxis, z. B. von Volkshochschulen oder Krankenkassen angeboten werden, unterscheiden sie sich durch ihre Konzentration auf spezifisch medizinische Diagnosen und durch ihr größeres Ausmaß an inhaltlicher Strukturierung.

So wird nicht wie in anderen Institutionen ein Programm zur Gewichtsreduktion angeboten, sondern beispielsweise ein Programm zur Verhaltensänderung von essentiellen Hypertonikern, wobei auch weiteres für den Hypertoniker relevantes Gesundheitsverhalten angesprochen wird. Von uns entwickelte Programme sind somit nicht primär verhaltens-, sondern krankenorientiert und jeweils in bezug auf die verhaltensmedizinische Betreuung einer Diagnosegruppe als komprehensiv (umfassend) anzusehen. Für den Erkrankten hat dieses Vorgehen den Vorteil, daß er alle für die Behandlung seiner Erkrankung wichtigen Informationen und bisher entwickelten Hilfen aus dem Programm entnehmen kann. Das ist z. B. nicht der Fall, wenn er einen von einer anderen Institution durchgeführten Kurs zur Gewichtsreduktion, zur Raucherentwöhnung oder zur Streßbewältigung besucht.

Desweiteren hat die Integration eines verhaltensmedizinischen Programms in die ärztliche Versorgung den Vorteil, daß hierdurch eine Nachsorge und schließlich auch eine Langzeitbetreuung des Patienten ermöglicht wird. Die Teilnahme an dem Programm bleibt somit nicht eine Episode im Leben des Patienten, sondern sie wird zum integralen Bestandteil seiner medizinischen Behandlung. Die für die Verhaltensänderung erforderliche Unterstützung wird nicht nur während des Programms gewährt, sondern kann auch während der Langzeitbetreuung in der Praxis erfolgen. Nicht zuletzt hierdurch sind die in nachfolgenden Beiträgen aufgezeigten langfristigen Erfolge der Programme zu erklären.

Eine starke inhaltliche Strukturierung der Programme erschien uns sinnvoll, um in unterschiedlichen Praxen ein einheitliches Vorgehen zu gewährleisten, das sich als optimal unter didaktischen Gesichtspunkten erwiesen hat. Hierdurch konnten die in Vorstudien erzielten Erfolgsraten auch in der Regelversorgung aufrechterhalten werden. Darüber hinaus stellt die Strukturierung für den Anwender eine Hilfe dar, die ihm die Arbeit mit dem Programm erleichtert. Dennoch sollte er bei der Durchführung weiter die individuellen Bedürfnisse und Problemlagen der Patienten berücksichtigen.

Alle von uns entwickelten Programme sind auf die Gruppe bezogen. Die Gruppe wurde nicht deshalb einbezogen, um Informationen ökonomischer zu vermitteln, sondern sie stellt selbst ein Medium für die Verhaltensänderung dar. Gruppendynamische Prozesse werden gezielt genutzt, um eine Verhaltensänderung zu fördern und Patienten auch durch die anderen Gruppenmitglieder weitere Unterstützung erfahren zu lassen. Alle Eigenaktivitäten werden begrüßt; jedem Gruppenmitglied wird für den Erfolg der anderen Verantwortung übertragen, so daß das Selbsthilfepotential der Patienten gefördert wird.

5 Grundkonzept der Beratungsprogramme

Die von uns entwickelten Hilfen während der Verhaltensänderung bedienen sich des Konzeptes der Selbstkontrolle. Programme zur Förderung der Selbstkontrolle beruhen auf der Überzeugung, das Verhalten des Menschen werde durch die Lebenssituation, in der er sich befindet, gesteuert. Dennoch wird das Verhalten nicht als durch äußere Umstände determiniert angesehen, da grundsätzlich die Möglichkeit bleibt, Einfluß auf die Situation zu nehmen und sie umzugestalten. Eine Verhaltensänderung kann über eine fremd- oder über eine selbstgesteuerte Veränderung von Situationen erreicht werden. Bei einer selbstgesteuerten Einflußnahme auf die Situation wird von Selbstkontrolle gesprochen. Den Patienten hierbei zu unterstützen, ist ein wesentliches Ziel der Beratung während der Verhaltensänderung.

In der hier verwendeten Terminologie konstituiert sich eine Situation aus Signalen bzw. Reizen, die dem Verhalten vorausgehen, und aus Konsequenzen, die ihm nachfolgen, wobei das Verhalten, d.h. die Reaktion (R) als funktional abhängig von Signalen (S) und Konsequenzen (C) angesehen wird, was durch die Funktion R = f (S, C) zu beschreiben ist. Signale und Konsequenzen unterliegen der Bewertung durch die Person, so daß eine scheinbar gleichartige Situation von verschiedenen Personen unterschiedlich erlebt werden kann. Daraus folgt, daß das Verhalten nicht eine Funktion „objektivierbarer" Situationen darstellt, sondern daß es von der subjektiven Interpretation durch die Person beeinflußt wird. Somit gehen subjektive Normen und Werte, vergangene Erfahrungen und in die Zukunft weisende Ziele in die Situationsdefinition ein (vgl. Abb. 1). In der Weiterentwicklung wurde die Verhaltensfunktion somit um die Personenvariable (P) erweitert: R = f (S, P, C).

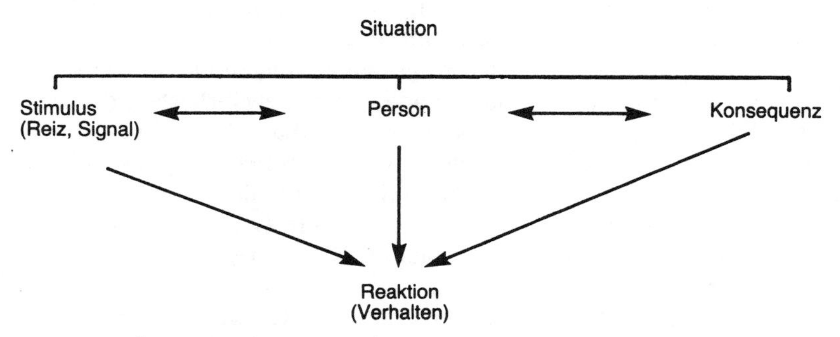

Abb. 1. Bedingungsmodell des Verhaltens

Eigene Aktivität bezieht sich nicht ausschließlich auf die Interpretation der Situation: Personen greifen verändernd in Situationen ein; sie gestalten ihre Lebenssituation selbst. Der Spielraum für eigene Gestaltung wird allerdings durch die Wirkungen vergangener Situationen begrenzt. So wird es erklärlich, wenn die Lebensgeschichte dazu beiträgt, ob sich eine Person mit einer durch ihr Verhalten gegebenen Gefährdung abfindet oder ob sie dagegen aufbegehrt, falls sie die Bedeutung der Verhaltensänderung einsieht. Nach heute weitgehend akzeptierter Auffassung in der Verhaltensmedizin ist das Verhalten somit eine Funktion der Interdependenz von Person und Situation.

Entsprechend diesem Modell kann die Selbstkontrolle eines Verhaltens auf verschiedenen Ebenen erfolgen:

1) Die Person kann Einfluß nehmen auf die Signale, z.B. indem sie kritische Signale meidet und so ein Handlungsimpuls gar nicht erst ausgelöst wird, was z.B. für die Suchtbehandlung, aber auch für die Behandlung von Patienten mit chronischen Schmerzen von Bedeutung ist.
2) Die Person kann auf die Konsequenzen Einfluß nehmen, z.B. indem sie sich für erwünschtes Verhalten konsequent selbst belohnt.
3) Die Person kann auf ihre Kompetenz zur Selbstkontrolle des Verhaltens Ein-

fluß nehmen, z. B. indem sie an verhaltensmedizinisch orientierten Programmen zur Förderung der Selbstkontrolle teilnimmt.

Alle Programme zur Unterstützung der Selbstkontrolle (unabhängig davon, ob sie sich auf eine Veränderung der Eßgewohnheiten, der Rauchgewohnheiten, der körperlichen Aktivität, des Umgangs mit Streß und chronischem Schmerz oder eine Förderung der Compliance beziehen) orientieren sich an den folgenden grundlegenden Prinzipien:

1) Zwischen Therapeut und Patient wird eine Behandlungsvereinbarung abgeschlossen.
Ein „informierter Konsens", der zwischen Therapeut und Patient über Behandlungsziel und Behandlungsmethode erzielt worden ist, soll auf diese Weise dokumentiert werden und die Verbindlichkeit der Teilnahme erhöhen.

2) Vor der Verhaltensänderung wird eine Analyse des Verhaltens durchgeführt.
Ziel dieses Vorgehens ist es, dem Patienten Einsicht in die Bedingungen zu vermitteln, die sein problematisches Verhalten steuern. Entsprechend dem verhaltensmedizinischen Bedingungsmodell (vgl. Abb. 1) wird der Patient angeleitet, die dem Verhalten vorausgehenden Signale und die ihm nachfolgenden Konsequenzen bewußt wahrzunehmen und zu protokollieren. Weiterhin sollen diese Protokolle über bereits vorhandene Kompetenzen zur Selbstkontrolle Auskunft geben. Wichtig ist, daß in nachfolgenden Sitzungen die Protokolle gemeinsam von Therapeut und Patient analysiert werden.

3) Es werden Ziele für das zu verändernde Verhalten abgesprochen.
Der Patient legt für sich die Erfolgskriterien fest, wobei der Therapeut darauf achten sollte, daß die Zielsetzung realistisch ist, d. h., daß sie nach seinen Erfahrungen auch innerhalb des anvisierten Zeitraumes mit den zur Verfügung stehenden Mitteln erreichbar ist.

4) Verhaltensänderungen werden in kleinen Schritten vorgenommen und eingeübt.
Auf der Basis der Situationsanalyse wird eine Änderung des Verhaltens in Abhängigkeit von der spezifischen Situation angestrebt, wodurch es möglich wird, eine zunehmende Situationskontrolle zu erreichen.

5) Es findet eine Selbstbewertung des veränderten Verhaltens statt.
Von den Personen wird fortwährend bewertet, inwiefern die bereits erfolgte Verhaltensänderung mit einer Annäherung an das zuvor festgelegte Ziel verbunden ist. Diese Bewertung hat Einfluß auf das weitere Vorgehen und erfordert ggf. eine variable Gestaltung des Programms und einen stärkeren Zuschnitt auf die indivi-

6) Es findet eine Selbstbelohnung des veränderten Verhaltens statt.
Hat der Patient durch die Bewertung festgestellt, daß die Verhaltensänderung zu einer Annäherung an das Ziel führt, soll er sich dafür belohnen. Durch diese Belohnung wird das veränderte Verhalten verstärkt. Es erhält eine positive emotio-

nale Tönung, was für die erneute Verfestigung des veränderten Verhaltens von Bedeutung ist.

Selbstbelohnungen sind darüber hinaus wichtig, weil Verhaltensänderungen zumindest vorübergehend eine Einschränkung der Lebensfreude und des mit dem Verhalten oft verbundenen Lebensgenusses bedeuten können. Hierfür muß durch andere „belohnende“, die Lebensfreude fördernde Aktivitäten ein Ausgleich geschaffen werden.

Programme zur Förderung der Selbstkontrolle finden dort ihre Grenzen, wo der Patient für eine Verhaltensänderung nicht motiviert ist oder dort, wo er entweder mit den Behandlungszielen oder den eingesetzten Methoden nicht übereinstimmt. Selbstkontrolle stellt eine eigene Aktivität des Patienten dar, die voraussetzt, daß die Eigenverantwortung für den Behandlungserfolg akzeptiert wird. Die Aufgabe des Therapeuten könnte somit durch den Begriff „Hilfe zur Selbsthilfe“ umschrieben werden. Es erscheint evident, daß sich der Berater bereits vor Beginn der Behandlung versichern muß, ob angestrebtes Ziel und eingesetzte Methodik für den Patienten akzeptabel sind. Zwischen Therapeut und Patient muß - wie erwähnt - ein „informierter Konsens“ hergestellt werden. Das bedeutet, daß der Patient wissen muß, was ihn erwartet, wenn er sich auf die Teilnahme an einem Programm zur Förderung der Selbstkontrolle einläßt. Der Konsens sollte anschließend durch die ebenfalls schon erwähnte Unterzeichnung der Behandlungsvereinbarung dokumentiert werden.

Nicht nur muß der Patient bereit sein, Eigeninitiative und Selbstverantwortung zu übernehmen, auch muß der Therapeut Voraussetzungen schaffen, Eigeninitiative und Selbstverantwortung zulassen. Während der Verhaltensänderung spielt er zeitbegrenzt die Rolle des kompetenten Helfers, der den Patienten dazu anleitet, sein eigenes Verhalten wahrzunehmen, zu bewerten und zu verändern. Er betont jedoch von Anfang an, daß die Verantwortung für die Verhaltensänderung beim Patienten liegt und ein Erfolg nur durch eigene Aktivität zu erreichen ist. Er darf auf keinen Fall die Rolle des Kontrolleurs übernehmen, da er hierdurch den Patienten ermuntert, die Verantwortung an ihn zu delegieren.

6 Patientenprogramme für die Gesundheitsberatung

Um die Diskrepanz zwischen dem vorhandenen verhaltensmedizinischen Wissen auf der einen Seite und der alltäglichen ärztlichen Praxis auf der anderen Seite zu überwinden, haben wir in einer interdisziplinär besetzten Arbeitsgruppe aus Psychologie, Allgemeinmedizin, Medizinsoziologie und Biologie in einer inzwischen seit 10 Jahren bestehenden Kooperation zwischen Institutionen der Philipps-Universität Marburg, der Medizinischen Hochschule Hannover, dem Institut für Sozialmedizin Wien sowie der Fa. GALENUS MANNHEIM daran gearbeitet, für den niedergelassenen Arzt Patientenprogramme zu entwickeln, die ihn bei der Beratung während der Verhaltensänderung unterstützen. Die z.Z. vorliegenden Programme sind das Ergebnis von Vorstudien, in denen Programmelemente auf ihre Akzeptanz getestet und hinsichtlich ihrer Wirksamkeit untersucht wurden. So konnten wir davon ausgehen, daß das jeweilige Programm sich auch bei der Anwendung durch ärztliche Gruppenleiter als praktikabel erweisen würde. Dennoch wurde in jedem Fall die erste Phase der Anwendung durch Ärzte in kontrollierten Studien wissenschaftlich begleitet. Von den Ergebnissen dieser Studien wurde die Entscheidung über den bundesweiten Einsatz der Programme in der ärztlichen Regelversorgung abhängig gemacht.

Inzwischen sind von der Arbeitsgruppe 4 auf unterschiedliche Zielgruppen gerichtete standardisierte Beratungsprogramme entwickelt und hinsichtlich ihrer Effekte überprüft worden. Um zu verdeutlichen, daß der Dialog mit dem Patienten die entscheidende Grundlage des Erfolgs darstellt, wurden die Programme jeweils mit der Bezeichnung „. . . im Gespräch" versehen.

1) Hypertonie im Gespräch - Adipositas

Zielgruppe sind bereits medikamentös behandelte übergewichtige essentielle Hypertoniker. Neben der Blutdruckstabilisierung auf möglichst niedrigem Niveau wird innerhalb des Programms auch eine Reduktion der antihypertensiven Medikation angestrebt.

Wirkfaktoren sind neben der Gewichtsreduktion über eine Veränderung der Eßgewohnheiten auch eine Verringerung des Kochsalzkonsums, gesteigerte körperliche Aktivität, ein verbesserter Umgang mit alltäglichen Belastungen und eine verbesserte Compliance.

2) Hypertonie im Gespräch - Streßbewältigung

Zielgruppe sind normalgewichtige essentielle Hypertoniker, deren Blutdrucksteigerung nach der Streßhypothese der essentiellen Hypertonie durch fehlende oder mangelhafte Kompetenzen zur Streßbewältigung aufrecht erhalten wird.

Wirkfaktoren sind hier neben dem Erwerb von Bewältigungsstrategien ebenfalls eine Verringerung des Kochsalzkonsums, eine Steigerung der körperlichen Aktivität und eine verbesserte Compliance.

3) Koronare Herzkrankheit im Gespräch - Rauchen

Zielgruppe sind Patienten mit koronaren Risikofaktoren auf somatischer Ebene (Hypertonie, Diabetes mellitus, Hypercholesterinämie, Hyperurikämie), die gleichzeitig exzessive Raucher sind, und deren Risiko, eine Koronarerkrankung zu entwickeln, daher besonders hoch ist.

Angestrebt wird ein Nullkonsum von Zigaretten mit Unterstützung durch ein Nikotinkaugummi sowie eine Kontrolle weiterer Risikofaktoren.

Wirkfaktoren sind hier neben der Aufgabe des Rauchens auch eine Verbesserung der Ernährungsgewohnheiten und ein gelassenerer Umgang mit alltäglichen Belastungen sowie eine verstärkte körperliche Aktivität.

4) Schmerz im Gespräch

Zielgruppe sind Patienten mit chronischen Schmerzen, vor allem im Bereich der Wirbelsäule und des Kopfes. Angestrebt wird neben einer Selbstkontrolle der Schmerzzustände auch eine verbesserte Krankheitsbewältigung (Leben mit dem Schmerz) und eine Steigerung der Lebensqualität trotz der Schmerzen.

Wirkfaktoren sind zunehmende Entspannung, Distanzierung vom Schmerzerleben und körperliche sowie geistige Aktivität, durch die die Aufmerksamkeit fort vom Schmerz auf andere, positiv erlebte Lebensbereiche gelenkt wird.

Jedes Programm enthält Bausteine, die in gleicher oder ähnlicher Form auch in den anderen Programmen erneut erscheinen, so daß dem Arzt hierdurch die Einarbeitung in weitere Programme erleichtert wird. So ist z. B. das Mittel Entspannung in sämtlichen Programmen enthalten, wenn ihm auch je nach übergeordneter Zielsetzung unterschiedliche Bedeutung zugewiesen wird. Andere „Bausteine" sind Förderung der Medikamentencompliance oder Vermittlung von Gesundheitsinformationen.

Um die Patienten bei der Verhaltensänderung nicht zu überfordern, wurde jedoch jeweils nur ein solches Element in den Mittelpunkt des Programms gestellt und intensiv abgehandelt, während die anderen jeweils in den Hintergrund traten. Der Schwerpunkt im 1. Programm liegt auf der Veränderung der Eßgewohnheiten, im 2. Programm auf dem Umgang mit alltäglichen Streß, im 3. Programm auf dem Rauchen, im 4. Programm auf dem Umgang mit dem Schmerz.

Um eine Verhaltensänderung stabilisieren zu können, sollte die Anzahl von 12 Gruppensitzungen in keinem Programm unterschritten werden; eher sollten sog. „booster sessions" zur Auffrischung der Lehrinhalte in zeitlichem Abstand angeboten werden.

Soll niedergelassenen Ärzten die Arbeit mit Patientenprogrammen ermöglicht werden, so ist neben der Standardisierung des Programms auch eine intensive Schulung erforderlich.

Die den Ärzten im Rahmen des Kooperationsmodells angebotene Ausbildung gliedert sich in drei Phasen:

Phase 1 umfaßt die Einführung in das jeweilige Programm durch mit dem Programm erfahrene Diplompsychologen. Sie erfolgt in Blockveranstaltungen mit insgesamt 40 Unterrichtsstunden. Hier werden neben den Inhalten des Programms auch gruppendynamische Kenntnisse und Verhaltensweisen für die Leitung von Gruppen vermittelt. Hat ein Arzt bereits an einer Programmeinführung teilgenommen, reduziert sich für ihn die Einführung in ein nachfolgendes Programm auf 20 Unterrichtsstunden. Alle Einführungen werden in Ausbildungsgruppen von etwa 20 Personen durchgeführt.

Phase 2 umfaßt die praxisbegleitende Ausbildung. Während der erstmaligen Arbeit mit einer Patientengruppe treffen sich die Gruppenleiter einer Region in regelmäßigen Abständen, um sich über ihre Erfahrungen auszutauschen und sich gemeinsam auf nachfolgende Sitzungen vorzubereiten. Zu 3 vorgegebenen Terminen kommt ein gruppenerfahrener Diplompsychologe hinzu, der sowohl zu inhaltlichen als auch zu gruppendynamischen Fragen Stellung nehmen und Unterstützung bei der praktischen Arbeit geben kann. Die Organisation dieser Treffen wird von Mitarbeitern des Außendienstes der Fa. Galenus übernommen, die zuvor ebenfalls eine Einführung in das Programm erhalten haben.

Phase 3 besteht in einer weiteren Blockveranstaltung mit 10 Unterrichtsstunden, die 1 Jahr nach der Einführung stattfindet und die deshalb „Gruppenleiter-Jahrestreffen" genannt wird. Sie dient der gezielten Aussprache in Kleingruppen über die Erfahrungen und soll weitere Gruppenarbeit anregen, insbesondere aber die Bedeutung der Langzeitbetreuung der Patienten in der Praxis vor Augen führen.

Folgende Materialien werden den Gruppenleitern zur Verfügung gestellt:
- ein Handbuch mit einer Anleitung für die Strukturierung der einzelnen Gruppensitzungen;
- ein theoretischer Leitfaden, in dem das Konzept des Programms erläutert wird;
- Leitfäden für jede einzelne Gruppensitzung;
- Arbeitsmaterialien für die Patienten.

Zur Zeit werden den Gruppenleitern sowohl die Ausbildung als auch die Materialien durch GALENUS MANNHEIM für sie kostenfrei angeboten.

Im folgenden sollen die von uns entwickelten Programme sowie die hierbei durchgeführte wissenschaftliche Begleitforschung beschrieben werden. Außerdem kommen ärztliche Praktiker zu Wort, die mit dem Programm in ihrer Praxis gearbeitet haben und die über ihre Erfahrungen berichten. Abschließend sind Beiträge wiedergegeben, die sich zum einen auf Erfahrungen mit der praxisbegleitenden Ausbildung beziehen (Beitrag Kaluza, S. 123 ff.) und die zum anderen den Einsatz der von uns entwickelten Programme im Rahmen eines Forschungsprojektes zur peripheren arteriellen Verschlußkrankheit beschreiben (de la Haye et al., S. 135 ff.).

Literatur

Basler HD (1980) Medizinisch-psychologische Interventionsmöglichkeiten im präventiven Bereich. In: Schneller T (Hrsg) Medizinische Psychologie III. Kohlhammer, Stuttgart, S 39-65

Basler HD, Wilke I (1981) Die Veränderung der Rauchgewohnheiten gefäßoperierter Raucher. Med Psychol 7: 27-43

Basler HD, Brinkmeier U, Buser K, Haehn KD, Mölders-Kober R (1985) Verhaltensänderung adipöser essentieller Hypertoniker - Gruppenbehandlung versus Gesundheitsberatung in der Allgemeinpraxis. Allgemeinmedizin 14: 18-24

Bengel J, Koch U, Brühne-Scharlau C (1988) Gesundheitsberatung durch Ärzte - Ergebnisse eines Modellversuchs in Hamburg und in der Pfalz. Deutscher Ärzte-Verlag, Köln

Bundesminister für Forschung und Technologie (1985) Gesundheitsforschung - Programmreport. Bonn

Croog SH, Levine S, Testa MA et al. (1986) The effects of antihypertensive therapy of the quality of life. N Engl J Med 314: 1657-1664

Davis MS (1966) Variations in patients' compliance with doctors' orders: Analysis of congruence between survey responses and results of empirical investigations. J Med Educ 41: 1037-1048

Janis LL (1970) Effects of fear arousal on attitude change: Recent developments in theory and experimental research. In: Berkowitz L (ed) Advances in experimental social psychology. Raven, New York, pp 166-224

Kludas C, Schmeling C, Bengel J, Koch U (1984) Übergewichtige in der ärztlichen Praxis. Einstellungen und Erfahrungen von Internisten und Allgemeinmedizinern. Aktuel Ernährungsmed 9: 71-76

Lazarus RS, Averill JR, Option EM (1977) Towards a cognitive theory of emotion. In: Arnold M (ed) Feelings and emotions. Academic Press, New York, pp 122-137
Leventhal H (1971) Fear appeals and persuasion: The differentiation of a motivational construct. Am J Public Health 61: 1208-1224
Sackett DL (1982) Ein Praktikum der Compliance für den vielbeschäftigten Praktiker. In: Haynes RB, Taylor DW, Sackett DL (Hrsg) Compliance Handbuch. Oldenbourg, München, S 336-346
Schwartz FW (1985) Prävention in der Praxis. Aufgaben einer ärztlichen Gesundheitsberatung. MMW 127: 445-447
US Department of Health, Education and Welfare (1979) Healthy people: The Surgeon General's report on health promotion and disease prevention. DHEW (PHS) Publ. No 79-55071. US Government Printing Office, Washington/DC

Erweiterung des therapeutischen Spektrums in der allgemeinen ärztlichen Versorgung durch Gruppenarbeit mit körperlich Kranken

K.-J. Ebschner

Die Behandlung chronischer Erkrankungen stellt in der Praxis des niedergelassenen Arztes eine der Hauptaufgaben dar.

Dies ist z.T. bedingt durch die zunehmende Überalterung der Bevölkerung. Dabei kommt einer intensiven Beratung eine immer größere Bedeutung zu.

Die Beratung zielt darauf ab,

1) dem Patienten die Ursache der Erkrankung zu erklären und Empfehlungen zu Verhaltensänderungen verständlich zu machen, z.B. bei Hypertonie: eingeschränkter Salzkonsum und Gewichtsreduktion; bei Altersdiabetes oder Fettstoffwechselstörungen Umstellung der Ernährung, Gewichtsreduktion neben medikamentöser Therapie;
2) eine symptomatische Behandlung einzuleiten, wenn eine kausale Therapie nicht gelingt.
   Die Beratung geschieht bisher überwiegend in der Form der Einzelberatung, wobei der zeitliche Aufwand je nach Erkrankung und Patient unterschiedlich groß ist.
   Diese Beratungen müssen im Verlauf der Erkrankung oft wiederholt werden, um die angesprochenen Therapieziele zu erreichen.

Das ärztliche Gespräch und die Vermittlung therapeutischer Empfehlungen sind ebenso wichtig wie die Verordnung von Arzneimitteln.

Die Erfahrung zeigt aber, daß therapeutische Bemühungen, die eine Verhaltensänderung des Kranken bewirken sollen, häufig sehr ineffektiv sind. Ein Beispiel für diese Erfahrung sind Kranke mit einer diabetischen Stoffwechselstörung:

In der Praxis der niedergelassenen Ärzte werden in regelmäßigen Abständen – meist alle 4 Wochen – Blut- und Urinzucker kontrolliert. Es erfolgen dann entweder erneut Hinweise auf die Diät, Anregungen zu mehr Bewegung oder Empfehlungen zur Gewichtsreduktion, besonders bei Typ-II-Diabetikern. Bei Typ-I-Diabetikern kommt dazu eine Änderung der Insulindosis je nach Bedarf.

Von Joslin, dem Entdecker des Insulins, wurde schon erkannt, daß die Schulung des Diabeteskranken eine wichtige therapeutische Maßnahme ist. Diese Erkenntnis wurde auch in Diabeteszentren, Spezialkliniken und Sanatorien umgesetzt. Es hat sich gezeigt, daß eine einmalige Schulung auch im Verlauf eines Sanatoriums- oder Krankenhausaufenthaltes nur einen vorübergehenden Erfolg hat. Häufig dekompensieren die Patienten nach einigen Wochen erneut und benötigen dann wieder eine stationäre Behandlung. Das Gros der Patienten wird aber von den niedergelassenen Ärzten behandelt.

Es lag also nahe, auch in der Praxis des niedergelassenen Arztes Diabetiker zu schulen. Die Schulung hat zum Ziel, daß der Diabetiker das Wesen seiner Erkrankung erkennt, seinen Blut- und Urinzucker selbst kontrolliert, seinen Kalorienbedarf selbst errechnet und im Einzelfall auch die Insulindosis den Erfordernissen des Stoffwechsels anpaßt.

Diese Schulung erfolgt zweckmäßigerweise in Gruppen:
1) weil mehrere Patienten gleichzeitig geschult werden können, also aus rein rationellen Gründen;
2) weil durch die Gruppenmitglieder selbst das Verhalten der anderen Teilnehmer beeinflußt wird.

Es wird also die Gruppendynamik genutzt.

Für Diabetiker ist die Form der Gruppentherapie besonders gut geeignet. Die Patienten lernen durch Selbstkontrolle, ihre Befindlichkeit zu analysieren und den Erfolg von Verhaltensänderungen selbst abzuschätzen und zu messen. Aber auch andere chronisch Erkrankte können von einer Gruppentherapie profitieren, z.B. Hypertoniker, Übergewichtige, Raucher, Patienten mit Fettstoffwechselstörungen und chronischen Herzerkrankungen, Patienten mit chronischen Schmerzen und Patienten mit Schlafstörungen. Auch Rheumatiker, Patienten mit multipler Sklerose und Stomaträger werden neuerdings in Gruppen geschult.

Entscheidend für eine effektive Gruppenarbeit sind bestimmte Voraussetzungen:
1) es muß zunächst ein Schulungsprogramm erstellt werden;
2) die Gruppenleiter müssen für diese Tätigkeit ausgebildet werden;
3) es muß die richtige Patientenauswahl erfolgen;
4) die räumlichen Voraussetzungen müssen gegeben sein;
5) der zeitliche Ablauf muß eingehalten werden, und das Programm muß überschaubar sein.

Zu 1):
Das Schulungsprogramm muß von kompetenten Fachleuten erstellt und in Pilotstudien erprobt werden, ehe es den niedergelassenen Ärzten angeboten wird. In diesem Programm muß die Vermittlung von medizinischem Wissen patientengerecht, d.h. verständlich in Wort und Bild erfolgen. Die Sachinformationen müssen so dosiert werden, daß jeder Patient folgen kann und in einer Unterrichtsstunde nicht überfordert wird. Die Sachinformation soll aber nur einen Teil der Unterrichtsstunden ausfüllen. Ebenso wichtig sind Programmteile, die eine Verhaltensänderung der Patienten bewirken oder der Einübung von Entspannungsübungen oder Selbstkontrolle medizinischer Parameter wie Blutdruck oder Blutzucker dienen. Die einzelnen Unterrichtsteile müssen auf dem Erarbeiteten aufbauen, damit der Patient zur Mitarbeit veranlaßt wird. Daher ist es nützlich, ihm am Ende der Stunde schriftliche Anweisungen für die Eigenarbeit und Zusammenfassungen des Erarbeiteten mitzugeben. Die Frage nach der individuellen Befindlichkeit und den Erfahrungen mit den neu erlernten Programmpunkten sollte immer die Stunde einleiten. Dies dient der Offenheit und der Gruppendynamik.

Zu 2):
Die Leitung einer Gruppe stellt an den Gruppenleiter hohe Anforderungen. Der Gruppenleiter sollte sich mit bestimmten Grundformen therapeutischen Verhaltens vertraut machen. Diese stimmen im wesentlichen mit den von Rogers formulierten Prinzipien überein:
1) Echtheit und Transparenz,
2) akzeptieren und emotionale Zuwendung,
3) einfühlendes Verstehen (Empathie).

Außerdem müssen die Gruppenleiter vorher geschult und mit den wesentlichen Teilen des Schulungsprogramms vertraut gemacht werden. Die Schulung der Gruppenleiter sollte am besten durch denjenigen oder das Team erfolgen, der/das das Programm erstellt hat. Als Gruppenleiter sollte nach Möglichkeit der Praxisinhaber selbst, d.h. der Arzt, tätig sein, da er die Patienten am besten kennt und im Einzelfall in der Diskussion auftretende medizinische Fragen kompetent beantworten kann. Außerdem kann er in der Folgezeit auch auf erarbeitetes Wissen zurückgreifen, was letztlich der Stabilisierung des Lernerfolges dient. Bestimmte Schulungsinhalte können auch durch eine erfahrene Praxismitarbeiterin vermittelt werden, z.B. die Erlernung des Blutdruckmessens oder die Blut- und Urinzuckerkontrollen. Auch Entspannungsübungen können durch nichtärztliche Mitarbeiter eingeübt werden. Alle Programm- und Schulungsinhalte, die die Eigeninitiative der Patienten mobilisieren sollen, sollten jedoch vom betreuenden Arzt mit dem Patienten erarbeitet werden. Vom Patienten wird daher Mitarbeit erwartet. Gleichzeitig hat er ein Mitwirkungsrecht bei den Themen und beim Arbeitstempo.

Zu 3):
Die Auswahl der Patienten erfolgt zunächst einmal nach der Indikation, d.h. also nach der Krankheit. Die Patienten sollten eine deutliche Bereitschaft erkennen lassen, selbst ihr Verhalten ändern zu wollen, notwendige Selbstkontrollen durchzuführen und das volle Programm mitzuerarbeiten. Es soll gewissermaßen ein Vertrag zwischen Schulungsleiter und Patienten abgeschlossen werden, um den Patienten, wenn er einmal sein Einverständnis gegeben hat, zur Mitarbeit zu verpflichten. Vom Alter her besteht meiner Meinung nach keine grundsätzliche Einschränkung. Ich habe auch mit 70jährigen Patienten erfolgreich in einer Diabetikergruppe gearbeitet. Allerdings sollte man Patienten, die schon jahrelang bezüglich einer Verhaltensänderung keinerlei Bereitschaft zur Kooperation zeigen, nicht in die Gruppe aufnehmen. Hypertoniker mit chronischem Nierenleiden sind sicherlich nicht für eine Gruppentherapie geeignet. Auch Raucher mit zusätzlichen Zeichen einer Sucht wie z.B. Alkoholabhängigkeit sind ungeeignet. Patienten mit ausgeprägten Zeichen einer Neurose oder einer Depression wird man nicht in der Gruppe schulen können.

Es ist zweckmäßig, mit jungen Patienten zu beginnen, da jüngere Patienten noch eher zur Verhaltensänderung bereit sind, häufig aufnahmefähiger und eher bereit sind, sich in die Gruppe einzubringen. Als Einstieg in die Gruppenarbeit sind besonders Adipöse, Hypertoniker und Diabetiker geeignet, bei denen die Ursachen der Erkrankung leichter dargestellt werden können und vor allem die Erfolge meßbar sind. Dagegen ist die Arbeit mit Patienten mit chronischen Schmerzen schwieriger und setzt Erfahrung mit Gruppenarbeit voraus. Durch die

Gruppendynamik lernen die Patienten voneinander und die Arbeit ist dann am erfolgreichsten, wenn der Gruppenleiter im Hintergrund bleibt. Wichtig für den Gruppenleiter ist die Supervision, um Fehler zu erkennen und um gruppenspezifische Mechanismen zu begreifen.

Zu 4):
Die räumliche Atmosphäre ist eine wichtige Voraussetzung für eine effektive Gruppenarbeit. So sollte der benutzte Raum ein ruhiges und ungestörtes Arbeiten ermöglichen. Die Bestuhlung muß bequem und kreisförmig angeordnet sein. Mit einer Gruppe sollte möglichst immer derselbe Raum am selben Wochentag und zu gleicher Zeit benutzt werden.

Zu 5):
Die Gruppenarbeit erstreckt sich über einen bestimmten Zeitraum, wobei sich wöchentliche Sitzungen als praktikabel erwiesen haben. Dabei ist ein angemessener zeitlicher Abstand zur letzten Sprechstunde zu empfehlen, damit sich der Gruppenleiter sammeln und auf die Gruppe einstellen kann. Die einzelne Gruppenstunde sollte nicht länger als maximal eineinhalb Stunden andauern, um Ermüdung zu vermeiden. Das ganze Schulungsprogramm sollte in einem Zeitraum von 12 Wochen vermittelt werden. Die Erfahrung hat gezeigt, daß Anschlußtreffen der Gruppe zunächst mit dem Gruppenleiter in 4- bis 6wöchigen Abständen, später in längeren Zeitabschnitten, sinnvoll sind, um das vermittelte Wissen zu vertiefen und um die eingeübten Verhaltensänderungen zu stabilisieren. Auch der Übergang in eine Selbsthilfegruppe ist möglich.

Welche Vorteile ergeben sich aus der Gruppenschulung?

Zunächst *für den Patienten:* Durch das Verständnis der Ursachen seiner Erkrankung wird er eine Änderung seines Verhaltens anstreben und damit eine Besserung seiner Befindlichkeit erzielen. Der Patient wird die therapeutischen Maßnahmen seines Arztes besser verstehen und umsetzen können. Er wird damit in der Arzt-Patienten-Beziehung eher zum Partner des Arztes. Der Patient wird seine Erkrankung eher akzeptieren können, wenn er aus den Erfahrungen seiner „Leidensgenossen" lernt. Der Umgang mit seiner chronischen Erkrankung wird für den Betroffenen transparenter und leichter.

Aber auch *für den Therapeuten,* d.h. für den Arzt, der die Gruppenarbeit durchführt, ergibt sich ein deutlicher Gewinn: Die Achtung vor der Integrität des Patienten; die Einsicht in persönliche Charakteristika des Einzelnen; Empfänglichkeit für die Vielfältigkeit der Motivation; Toleranz und eine „nichtanmaßende Haltung" werden gefördert. Der Arzt lernt mehr über seine Patienten und auch über seine eigenen Gefühle, und er wird z.B. mit Erstaunen bemerken, daß nicht nur Hypertoniker mit Streß und Patienten mit chronischen Schmerzen eine sehr unterentwickelte Fähigkeit zum Genuß haben, sondern daß auch seine eigene Sensibilität für Entspannung, Schmerzen, Genuß durch die Gruppenarbeit gefördert wird.

Aber auch *für den Kostenträger* und damit für das gesamte Gesundheitswesen kann die Gruppenarbeit mit chronisch Erkrankten positive Effekte haben. Es ist damit zu rechnen, daß auf die Dauer die Kosten für unnötige Arzneimittel eingespart werden können. Besonders bei Patienten mit Stoffwechselstörungen wie z. B. Diabetes mellitus werden häufige Krankenhausaufenthalte zur Einstellung der diabetischen Stoffwechselstörung seltener.

Zusammenfassung

Die Zunahme der Zivilisationskrankheiten, besonders die Zunahme von Stoffwechselstörungen, Hochdruck, Übergewicht und die zunehmende Überalterung der Bevölkerung haben zu einer Änderung in der Zusammensetzung der die Arztpraxen aufsuchenden Patienten geführt. Wir haben es zunehmend mit chronisch Kranken zu tun. Die ärztliche Beratung, d. h. das Gespräch, erhält eine immer größere Bedeutung. Bei vielen chronischen Erkrankungen, besonders bei den zivilisationsbedingten Erkrankungen, kann eine Änderung der Lebensweise zumindest einen Stillstand, wenn nicht sogar einen Rückgang dieser Erkrankungen bewirken.

Die Gruppenarbeit bietet sich als Instrument der Verhaltensänderung an.
Um eine effektive Gruppenarbeit durchzuführen, sind bestimmte Voraussetzungen notwendig:

1) Es muß ein kompetentes Schulungsprogramm vorliegen.
2) Die Gruppenleiter müssen ausreichend auf diese Tätigkeit vorbereitet, d. h. geschult werden.
3) Es muß die richtige Patientenauswahl erfolgen.
4) Die räumlichen Voraussetzungen müssen gegeben sein.
5) Das Programm muß überschaubar und in einem bestimmten zeitlichen Rahmen vermittelt werden.

Von einer derartigen Gruppenarbeit profitieren Patient und Arzt. Es ist deshalb notwendig, daß in Zukunft Ärzte Gruppenarbeit mit körperlich Kranken in ihrer Praxis durchführen zum Wohle der Patienten, aber auch zur Bereicherung der eigenen ärztlichen Erfahrung.

Ergebnisse zum bundesweiten Einsatz eines Gruppenprogramms für adipöse essentielle Hypertoniker (Hypertonie im Gespräch - Adipositas)

K. Buser, H.-D. Basler und U. Brinkmeier

1 Problemstellung

Das Programm „Hypertonie im Gespräch" wurde zur Behandlung von adipösen essentiellen Hypertonikern entwickelt. Das Programm verfolgt das Ziel, eine Blutdruckstabilisierung durch eine Änderung von Verhalten und Einstellungen der Patienten über eine Gruppenbehandlung zu erreichen. Die Deutsche Liga zur Bekämpfung des hohen Blutdrucks hat neben der salzarmen Kost auch die Förderung von Entspannung und bei Adipösen die Gewichtsreduktion empfohlen (vgl. Deutsche Liga zur Bekämpfung des hohen Blutdrucks 1984). In kontrollierten Studien konnte die Wirksamkeit jeder einzelnen dieser Maßnahmen wie auch die Maßnahmenkombination bei der Blutdrucksenkung nachgewiesen werden (Jaekel 1985). Aus der Complianceforschung ist bekannt, daß medikamentös antihypertensiv behandelte essentielle Hypertoniker sowohl zur verordneten Medikation wie auch zur Veränderung ihrer Lebensweisen nur sehr schwer motiviert werden können (Haynes et al. 1982). Nach dem von Becker et al. (1982) erarbeiteten „health belief model" werden Verhaltensänderungen nur dann zu erwarten sein, wenn gesundheitsrelevante Einstellungen und Normen sich ändern und eine längerfristige Unterstützung des Patienten („social support") gewährleistet ist. Um diesen Erfolg zu sichern, ist jedoch eine konkrete Beratung des Patienten während der Verhaltensänderung erforderlich.

Nach diesen Überlegungen haben wir gemeinsam mit einer interdisziplinären Arbeitsgruppe aus Allgemeinmedizinern, Medizinpsychologen, Medizinsoziologen und Mitarbeitern der Fa. GALENUS MANNHEIM das Programm „Hypertonie im Gespräch" entwickelt und in verschiedenen Studien empirisch überprüft (Basler 1986).

Die Programmentwicklung vollzog sich in drei Phasen:

Phase 1 umfaßte den Zeitraum von 1979-1981 und diente dazu, verschiedene verhaltenstherapeutische Methoden in ihren Effekten auf die Gewichtsreduktion und auf die Blutdrucksenkung zu überprüfen. In einer mit insgesamt 209 adipösen essentiellen Hypertonikern durchgeführten Fall-Kontroll-Studie konnte der Erfolg der verhaltenstherapeutischen Interventionen gesichert werden (Basler et al. 1982).

Phase 2 fand in den Jahren 1982-1983 statt. Ziel dieser Phase war es, ein Schulungsprogramm für Praxispersonal als Gruppenleiter zu entwickeln, durchzuführen und die Ergebnisse wissenschaftlich auszuwerten. Aus 15 allgemeinmedizinischen Praxen nahmen 261 adipöse essentielle Hypertoniker an der Studie teil (Basler et al. 1985). Nach halbjähriger Katamnese war das Körpergewicht in der Versuchsgruppe um 5,2 kg [Kontrollgruppe (KG) 1,1 kg], der Blutdruck um 14,4/7,4 mm Hg (KG 6,2/3,1 mm Hg) gesunken. Bei 34,2% der Patienten konnte das antihypertensive Präparat abgesetzt oder die Dosis reduziert werden (KG 17,8%).

Phase 3 begann 1984 und damit das bundesweite Angebot des Programms an niedergelassene Ärzte und deren Patienten. Auch diese Phase wurde wissenschaftlich begleitet. Die Ergebnisse dieser Begleitforschung sollen im Folgenden dargestellt werden.

2 Beschreibung des Programms

Das Programm „Hypertonie im Gespräch" ist ein standardisiertes verhaltenstherapeutisches Programm zur Gruppenbehandlung adipöser essentieller Hypertoniker. Durch eine Änderung von Einstellungen und Verhalten der Patienten soll über die Reduktion des Gewichts eine Blutdrucksenkung erreicht werden. Die angestrebten Verhaltensänderungen konzentrieren sich auf folgende Bereiche:

- Veränderung der Ernährungs- und Eßgewohnheiten,
- Einschränkung des Kochsalzkonsums,
- entspannterer Umgang mit alltäglichen Belastungen,
- Förderung der Medikamentencompliance.

Die Behandlung orientiert sich an den folgenden Prinzipien:

1) Die Verhaltensänderung findet in Gruppen statt.
Dies geschieht nicht nur aus zeitökonomischen Gründen, sondern soll vor allem ermöglichen, daß die Patienten sich gegenseitig unterstützen. Deshalb werden sie auch aufgefordert, Adressen und Telefonnummern auszutauschen, um jederzeit auch außerhalb der Gruppensitzungen Verbindung aufnehmen zu können.

2) Vor der Behandlung wird eine schriftliche Vereinbarung abgeschlossen.
Damit soll eine gewisse Selbstverpflichtung zur aktiven Gruppenarbeit erreicht werden, um einerseits die Abbrecherquote geringzuhalten und andererseits den Patienten vermeidbare Fehlversuche zu ersparen.

3) Der Patient erhält Unterstützung durch eine Person außerhalb der Gruppe.
Da sich gezeigt hat, daß Patienten, die in der Familie keine Unterstützung für dieses Behandlungsprogramm gefunden haben, die Behandlung eher abbrachen, ist es wichtig, eine Person zu finden, die den Patienten beim Versuch der Verhaltensänderung unterstützt. Dies muß nicht unbedingt ein Familienmitglied sein. Für diesen Personenkreis wird eine Informationsveranstaltung angeboten, die von den Patienten selbst gestaltet wird.

4) Der Patient erhält Informationen über Bluthochdruck, Ernährung und Streß.
Diese Informationsvermittlung erfolgt in kleinen Schritten und wird häufig wiederholt. Dabei ist zu beachten, daß die Information keine Angst erzeugt.

5) Die Ernährungsgewohnheiten sollen selbst beobachtet und selbst bewertet werden.
Der Patient kann z. B. feststellen, von welchen Reizen sein Hungergefühl abhängig ist, wie häufig und wie lange er ißt usw.

6) Die Verhaltensänderung erfolgt in kleinen Schritten.
Dies geschieht deswegen, weil sich die Eßgewohnheiten über viele Jahre hinweg eingeschliffen haben. Der Patient muß erst allmählich lernen, sich selbst zu kontrollieren.

7) Der Erfolg der Gruppenbehandlung wird durch Selbstmessung und Selbstbewertung kontrolliert.
Dadurch soll dem Patienten bewußt gemacht werden, daß er es ist, der für den Behandlungserfolg verantwortlich ist.

8) Das erwünschte Verhalten soll durch unmittelbare Belohnung verstärkt werden.
Damit soll erreicht werden, den Patienten für eine positive Einstellung zur Selbstkontrolle zu gewinnen. Eine solche Verstärkung erfolgt durch Belohnungen, die sowohl durch den Gruppenleiter, die anderen Patienten, als auch durch den Patienten selbst erfolgen können.

9) Es wird alternatives Verhalten eingeübt.
Mit Hilfe von Rollenspielen wird versucht, dem Patienten beizubringen, mit Streßsituationen, auf die zuvor mit unkontrollierter Nahrungsaufnahme reagiert wurde, besser fertig zu werden.

10) Die Patienten werden motiviert, sich körperlich mehr zu bewegen.
Diesbezügliche Aktivitäten sollen von dem Patienten weitgehend selbst gestaltet werden.

Die verhaltenstherapeutische Methode zur Veränderung der Eßgewohnheiten entspricht den Richtlinien, wie sie Pudel (1985) beschrieben hat. Nach einer vom Patienten nachvollzogenen Verhaltensanalyse seines Eßverhaltens lernt er, Schritt für Schritt erwünschte selbstkontrollierte Eßgewohnheiten anzunehmen. Durch Dias, Broschüren und Gruppendiskussionen lernt der Patient, Nahrungsmittel nach ihrem Kochsalzgehalt einzustufen und dadurch zu hohen Kochsalzkonsum zu meiden. Durch alternative Formen des Würzens und der geschmackserhaltenden Zubereitung von Nahrungsmitteln lernt der Patient, zusätzliches Salzen von Nahrungsmitteln zu unterlassen, ohne dabei Geschmackseinbußen hinnehmen zu müssen.

Zum besseren Umgang mit Streßsituationen erlernen die Patienten einfache Atementspannungsübungen, erhalten in der Gruppe konkrete Hinweise, wie sie Belastungssituationen in ihrem Alltag entschärfen bzw. befriedigender damit umgehen können und werden angeregt, ihre Freizeit intensiver zu gestalten.

Die Compliance wird gefördert, indem über den Nutzen der Medikation für die jeweiligen speziellen Gesundheitsprobleme informiert wird. Bedenken werden ernstgenommen, die Patienten aber andererseits zur Abwägung von Risiken und Nutzen der medikamentösen Behandlung angehalten. Über die Medikation hinaus wird der Patient hingeführt zu einem einsichtigeren und selbstverantwortlicheren Umgang mit der eigenen Krankheit. Die theoretische Konzeption des Programms orientiert sich an Grundprinzipien der Verhaltenstherapie, theoretischen Leitlinien des „health belief model" und an Erkenntnissen der Gruppendynamik. Verhaltensänderungen und Veränderungen von gesundheitsbezogenen Einstellungen und Normen werden im bekannten Rahmen der Arztpraxis und in der vertrauensvollen Atmosphäre der Patientengruppe erlernt, internalisiert und praktisch stabilisiert. Diese verhaltenstherapeutisch geführten Patientengruppen setzen sowohl für den Arzt wie auch für den Patienten neue Maßstäbe für den Umgang miteinander. Der Arzt muß lernen, neben der individuellen Betreuung des Patienten auch Gruppen von Patienten zu behandeln. Neu für viele Patienten ist es wiederum, sich daran zu gewöhnen, selber aktiver für die eigene Gesundheit zu sorgen.

3 Organisation des Programms

Die Inhalte des Programms werden im Rahmen von 12 Gruppensitzungen von jeweils 90 Min. Dauer vermittelt. Die Gruppensitzungen finden im Wartezimmer der ärztlichen Praxis statt. Die Gruppenleiter rekrutieren sich etwa zu gleichen Teilen aus Praxisinhaber(innen), Ehepartnern der Praxisinhaber und Arzthelferinnen.

Der 3monatigen Intensivphase des Programms schließt sich zur Stabilisierung der erreichten Erfolge eine Nachsorge von 3 Monaten Dauer an, in der mindestens 3 weitere Gruppensitzungen („booster sessions") durchgeführt werden. Danach folgt die unbegrenzte Langzeitbetreuung durch den Arzt bei jedem weiteren Patientenkontakt. Die Langzeitbetreuung war schon bei der Konzeption des Programms eine Leitidee, weshalb die ständige Anbindung des Programms und des damit betreuten Patienten an die Arztpraxis zum unverzichtbaren Bestandteil wurde. In nachfolgenden Untersuchungen konnten wir auch feststellen, daß Patienten, deren Gewicht und Blutdruck bei weiteren Arztkontakten kontinuierlich gemessen wurde, noch 2 Jahre nach Beendigung des Programms ihr reduziertes Gewicht gehalten und ihren Blutdruck gesenkt hatten (Basler 1986). Zur Ausbildung der Gruppenleiter wird ein 40 Stunden umfassendes Lernprogramm an 2 aufeinanderfolgenden Wochenenden durch Mitarbeiter der Arbeitsgruppe angeboten. Es werden dabei neben der theoretischen Vermittlung der Inhalte und der Grundlagen des Programms vor allem praktische Kompetenzen für die Arbeit mit Gruppen und Techniken zur Steuerung gruppendynamischer Prozesse vermittelt. Der Schwerpunkt der Ausbildung liegt auf einem Verhaltenstraining mit Selbsterfahrungselementen, Sensibilisierung für Kommunikationsprozesse und dem Einsatz von Rollenspielen, um die Gruppenleiter zu befähigen, innerhalb von kurzer Zeit aus isolierten Einzelpersonen aufmerksame Gruppenmitglieder zu machen.

Zur Ergänzung der Wochenendausbildung finden während der Arbeit mit der

Patientengruppe wöchentlich für die Gruppenleiter einer Region zusätzliche Treffen statt, durch die ein intensiver Erfahrungsaustausch und eine gegenseitige Stützung und Beratung erreicht wird. Zu 3 festgelegten Terminen wird eine spezielle Beratung durch gruppenerfahrene Diplompsychologen angeboten.

Nach erfolgreich abgeschlossenem Kurs mit einer Patientengruppe wird dem Gruppenleiter auf Wunsch bescheinigt, daß er in der Folge berechtigt und befähigt ist, Patientengruppen nach dem vorgegebenen Programm selbständig zu leiten. Bei auftauchenden Problemen mit der Patientengruppe stehen dem Gruppenleiter weiterhin die Psychologen der Arbeitsgruppe zur Verfügung. Ein Jahr nach Beginn der Arbeit mit der ersten Patientengruppe wird den Gruppenleitern bundesweit ein Treffen mit den übrigen Gruppenleitern angeboten, auf dem neben Erfahrungsaustausch auch eine weitere Fortbildung auf dem Gebiet der Gruppenarbeit durchgeführt wird.

4 Design der Begleitforschung

Den Gruppenleitern wird für ihre erste Gruppe eine wissenschaftliche Begleitforschung angeboten. Sie können damit einerseits den Erfolg Ihrer Bemühungen quantifizieren und andererseits ihren Erfolg mit den im gleichen Jahr auch zum ersten Mal bundesweit durchgeführten übrigen (in ca. 250 Praxen) Gruppen vergleichen. Hierfür ist folgendes Forschungsdesign vorgesehen:

Der Praxisinhaber wählt 8-12 Patienten für die Gruppe aus, die seit mindestens 1 Jahr in der Praxis betreut werden. Mit diesen Personen wird - falls sie ihr Einverständnis zur Mitwirkung an der Begleitforschung geben - durch zuvor geschultes Personal (nicht Praxispersonal) ein standardisiertes Interview durchgeführt, in dem folgende Themenbereiche zur Sprache kommen:

- Befinden des Patienten und Einschätzung des Gesundheitszustandes;
- Gesundheitswissen hinsichtlich Bluthochdruck und Übergewicht;
- Allgemeines Gesundheitsverhalten (Rauchen, körperliche Aktivität, Ernährungsgewohnheiten);
- Eßgewohnheiten;
- Kochsalzkonsum;
- Medikamentencompliance.

Das gesundheitliche Befinden wird auf einer Rating-Skala eingeschätzt; das Gesundheitswissen wird durch Fragen zu für den übergewichtigen Hypertoniker relevanten Inhalten überprüft. Zur Erfassung der Verhaltensgewohnheiten werden die Patienten direkt nach eigenen Verhaltensweisen befragt. Eine Ausnahme bildet die Variable Medikamentencompliance. Hier werden Barrieren erfragt, die Patienten daran hindern, die antihypertensiven Medikamente regelmäßig einzunehmen. Hierdurch wird erforscht, welche Patienten sich in einem Konflikt über die Medikamenteneinnahme befinden (vgl. Basler u. Weißbach 1984). Aus allen erhobenen Daten zu Verhaltensgewohnheiten werden zur Datenreduktion Indizes berechnet.

Dem Interview schließt sich die Intensivphase der Gruppenbehandlung an. Während der folgenden - 3 Monate dauernden - Nachsorge überprüfen die Praxisinhaber anhand der von ihnen gemessenen Blutdruckwerte die Medikation der

Patienten. Weitere 3 Monate später folgt das 2. Interview, das von der gleichen Person, die auch das 1. Interview durchführte, erhoben wird, und das sich auf die gleichen Inhalte wie das 1. Interviews bezieht.

Am Ende eines jeden Interviews wird nach einer Ruhepause der Blutdruck des Patienten mit einem Quecksilbermanometer gemessen. Anschließend werden auf der Praxiswaage das Gewicht und die Größe des Patienten in leichter Kleidung ohne Schuhe erhoben. Außerdem wird die Medikation der Patienten erfaßt.

Die Meßzeitpunkte sind für alle Patienten identisch, da die Gruppenarbeit aus organisatorischen Gründen in allen Praxen zum gleichen Zeitpunkt beginnt. Das 1. Interview wird jeweils im September, das 2. Interview im nachfolgenden Frühjahr vorgenommen.

Zur Auswertung der erhobenen Daten wird überprüft, ob sich die von uns erhobenen Erfolgskriterien zwischen den beiden Meßzeitpunkten verändert haben. Folgende Erfolgskriterien legen wir zugrunde:

- subjektiv eingeschätzte Faktoren (Befinden, Gesundheitswissen, Gesundheitsverhalten, Eßgewohnheiten, Salzkonsum, Compliance);
- objektiv gemessene Faktoren (Körpergewicht, antihypertensive Medikation, Blutdruck).

Als Prüftests verwenden wir je nach Skalenniveau folgende Verfahren: McNemar-χ^2-Test, Wilcoxon-Vorzeichen-Rang-Test, T-Test und einfache Varianzanalysen.

5 *Beschreibung der teilnehmenden Patienten*

Die Patienten, über die hier vorrangig berichtet wird, haben im Jahr 1985 an den Gruppenbehandlung teilgenommen. Da sich nicht alle Praxen an der Begleitforschung beteiligten (nur ca. 90%) und innerhalb der Praxis nicht alle Patienten der Datenerhebung zustimmten, ist die hier beschriebene Stichprobe nicht identisch mit der Gesamtheit der Patienten, für die das Programm durchgeführt wurde. Eine weitere Einschränkung erfolgt dadurch, daß 29,1% der Patienten den einmalig vorgegebenen Termin für das 2. Interview nicht einhalten konnten. Auch diese Patienten wurden für die nachfolgenden Berechnungen nicht berücksichtigt.

Insgesamt beziehen wir uns auf eine Stichprobe von 687 Patienten aus 103 Praxen. 81,8% der Patienten sind weiblich, nur 18,2% männlichen Geschlechts. Ihr Durchschnittsalter beträgt 51,4 Jahre ($s = 11,5$). Ein Drittel der Patienten ist jünger als 48 Jahre, ein weiteres Drittel älter als 57 Jahre. Der jüngste Patient ist 17 Jahre alt, der älteste 78 Jahre. 88,9% der Patienten leben mit einem Partner zusammen. Nur 19,8% haben einen über die Hauptschule hinausgehenden Schulabschluß (16,7% mittlere Reife, 3,1% Abitur). Die typische Teilnehmerin an der Gruppenarbeit ist zusammenfassend die mit einem Partner zusammenlebende Frau zwischen 50 und 60 Jahren, die die Hauptschule als letzten Schulabschluß aufzuweisen hat.

Obwohl das Programm für medikamentös behandelte essentielle Hypertoniker vorgesehen ist, nahmen am 1. Interview 11,8% Patienten ohne antihypertensive Medikation teil.

6 Die Effekte des Programms

6.1 Subjektiv eingeschätzte Faktoren

Während beim 1. Interview nur 31,9% der Patienten ihr gesundheitliches Befinden als gut bzw. sehr gut einschätzten, hat sich dieser Anteil beim 2. Interview deutlich auf 55,3% erhöht (Wilcoxon; $z = 11,5$; $p < 0,01$). Ihr Gesundheitswissen (Wilcoxon; $z = 5,22$; $p < 0,01$), ihr Gesundheitsverhalten (Wilcoxon; $z = 14,32$; $p < 0,05$) und ihre Eßgewohnheiten (Wilcoxon; $z = 16,04$; $p < 0,01$) haben sich signifikant verbessert. Während beim 1. Interview noch 66,0% der Patienten ihre Speisen bei Tisch bzw. bestimmte Lebensmittel wie gekochte Eier, Radieschen Gurken und Tomaten zusätzlich salzten, hat sich der Anteil dieser Patienten beim 2. Interview auf 31,9% reduziert (Wilcoxon; $z = 14,01$; $p < 0,01$). Der Anteil der Patienten mit antihypertensiver Medikation, der diese Medikation akzeptiert hat, erhöhte sich von 63,3% auf 74,7% ($n = 569$; McNemar-$\chi^2 = 20,39$; $df = 1$; $p < 0,01$). Insgesamt sind nachweisbare Effekte bei den subjektiv eingeschätzten Erfolgskriterien aufzuzeigen.

6.2 Körpergewicht

Aus Tabelle 1 ist ersichtlich, daß sich Körpergewicht und Broca-Index im Laufe der Gruppenbehandlungszeit signifikant verringerten.

6.3 Medikation

Nach der Beendigung der Intensivphase sollte die Medikation der von uns erwarteten Veränderung der Blutdruckwerte angeglichen werden.

Aus Tabelle 2 ist der Zusammenhang zwischen der Veränderung des Gewichts und der Veränderung der Medikation zu entnehmen, wobei Patienten ohne Medikation nicht berücksichtigt werden ($n = 557$). Bei fast einem Drittel der Patienten ist das antihypertensive Präparat abgesetzt (17,3%) bzw. die Dosis des Präparates verringert worden (14,4%). Bei 2,4% der Patienten wurde eine Dosiserhöhung vorgenommen. Bei 18% der Patienten wurde das antihypertensive Medikament

Tabelle 1. Änderung des Körpergewichts und des Broca-Indexes zwischen 1. und 2. Interview (n = 675)

	Körpergewicht [kg]		Broca-Index [%]	
	$\bar{x}$	*(s)*	$\bar{x}$	*(s)*
1. Interview	88,5	(14,4)	138,5	(21,3)
2. Interview	83,2	(14,0)	129,9	(21,0)
Differenz	5,3		8,6	

T-Test: $t = 27,25$; $df = 674$ $t = 19,65$; $df = 674$
$p < 0,01$ $p < 0,01$

Tabelle 2. Prozentualer Anteil der Patienten mit Medikationsänderungen in den Klassen der Gewichtsveränderung (n = 557)

	Medikation unverändert	Wechsel des Medikaments	Dosis erhöht	Dosis verringert oder Medikament abgesetzt	Gesamt [%]	n
1,5 kg oder mehr zugenommen	64,3	21,4	7,1	7,1	5,0	28
Gewicht unverändert (< ± 1,5 kg)	52,7	12,1	4,4	30,8	16,3	91
1,5-4,9 kg abgenommen	49,7	16,6	3,1	30,7	29,3	163
5,0-9,9 kg abgenommen	44,8	22,4	1,0	31,8	34,5	192
10,0 kg oder mehr abgenommen	38,6	15,7	2,4	43,4	14,9	83
Gesamt [%]	47,5	18,0	2,7	31,8	100,0	
n	265	100	15	177		557

gewechselt. Die Art des Wechsels ist allerdings so heterogen, daß eine Aussage darüber, ob mit dem Wechsel auch eine systematische Veränderung der Menge der wirkenden Substanz vorgenommen wurde, unmöglich erscheint.

Aus Tabelle 2 ist weiterhin zu entnehmen, daß 4 von 5 Patienten 1,5 kg oder mehr abgenommen haben; 14,9% haben sogar 10 kg oder mehr abgenommen. Allerdings wird auch deutlich, daß 21,3% der Patienten, die zu Beginn der Studie medikamentös behandelt wurden, hinsichtlich ihrer Gewichtsreduktion durch das Programm nicht profitieren konnten.

Zwischen Gewichtsreduktion und Medikationsveränderung besteht ein signifikanter positiver Zusammenhang ($\chi^2 = 26,22$; df = 12; $p < 0,01$). Bei Patienten, die 10 kg oder mehr abgenommen haben, konnte häufiger das Medikament abgesetzt bzw. die Dosis reduziert werden, als bei Patienten, die keinen Erfolg hinsichtlich der Gewichtsreduktion zeigten.

6.4 Blutdruck

Der unter Ruhebedingungen im Sitzen gemessene Blutdruck der Patienten reduzierte sich zwischen den beiden Interviews im Mittel systolisch um 9,0 mm Hg (von 152,7 auf 143,6 mm Hg) und diastolisch um 5,7 mm Hg (von 93,5 auf 87,8 mm Hg). Das entspricht einer Reduktion des Anteils der Patienten mit hypertensiven Blutdruckwerten von 57,4% beim 1. Interview auf 35,3% beim 2. Interview (Wilcoxon; z = 9,62; $p < 0,01$).

Tabelle 3 zeigt, in welcher Weise die Blutdruckreduktion von der Gewichtsreduktion abhängig ist. Es wird deutlich, daß die Blutdruckreduktion im Mittel um so höher ausfällt, je stärker das Gewicht verringert wurde. Während sich beim 1. Interview die mittleren Blutdruckwerte in den Klassen der Gewichtsreduktion

Tabelle 3. Der Zusammenhang zwischen der Veränderung des Blutdrucks und der des Körpergewichts (n = 669)

	Systolischer Blutdruck			Diastolischer Blutdruck			n
	1. Int. $\bar{x}(s)$	2. Int. $\bar{x}(s)$	Diff.	1. Int. $\bar{x}(s)$	2. Int. $\bar{x}(s)$	Diff.	
1,5 kg oder mehr zugenommen	148,1 (18,5)	147,9 (16,1)	0,2	87,7 (8,9)	89,5 (8,4)	0,2	27
Gewicht unverändert (< ± 1,5 kg)	152,5 (20,0)	147,6 (17,8)	4,9	93,5 (11,2)	89,6 (10,6)	3,9	106
1,5–4,9 kg abgenommen	152,1 (19,9)	144,4 (17,1)	7,7	93,0 (12,9)	88,6 (10,9)	4,4	194
5,0–9,9 kg abgenommen	153,2 (20,3)	141,6 (16,5)	8,4	94,6 (11,6)	87,1 (9,0)	7,5	231
10,0 kg oder mehr abgenommen	151,9 (20,4)	140,2 (18,1)	11,7	93,0 (11,6)	84,9 (9,1)	8,1	109
Gesamt	152,3 (20,1)	143,3 (17,3)	8,9	93,5 (11,9)	87,7 (9,9)	5,8	669
Varianzanalyse	$F = 0,44$ $df = 4$ n.s.	$F = 3,85$ $df = 4$ $p < 0,01$		$F = 1,45$ $df = 4$ n.s.	$F = 4,40$ $df = 4$ $p < 0,01$		

nicht unterscheiden, liegen nach der Gruppenbehandlung die Blutdruckwerte der Patienten, die 10 kg oder mehr abgenommen haben, im Mittel um 7,5 mm Hg niedriger als die Werte der Patienten, die ihr Gewicht nicht reduzierten.

Tabelle 4 zeigt den Zusammenhang zwischen Medikamentenänderung und Blutdruckänderung auf, wobei auch Patienten ohne Medikation einbezogen werden.

Hier wird deutlich, daß Patienten ohne Medikation bereits im 1. Interview einen niedrigeren Blutdruck aufweisen als Patienten mit Medikation. Die Blutdruckreduktion ist bei jenen Patienten am höchsten, die das Medikament wechselten. Allerdings zeigen auch Patienten, bei denen das Medikament abgesetzt wurde, eine deutliche Verringerung des Blutdrucks. Somit kann nachgewiesen werden, daß Reduktion der wirkenden Substanz und Blutdruckreduktion sich als Effekt der Intervention additiv ergänzen. Diese Aussage wird durch die prozentuale Verringerung des Anteils der Patienten mit hypertonen Blutdruckwerten in den Medikationsklassen noch bekräftigt (vgl. Tabelle 5).

Bei den Patienten ohne Medikation findet sich bereits beim 1. Interview ein deutlich niedrigerer Anteil von Personen mit hypertonen Blutdruckwerten. Das weist darauf hin, daß die Ärzte zum geringen Teil auch adipöse Patienten ohne Hypertonie in die Gruppe aufgenommen haben.

Tabelle 4. Der Zusammenhang zwischen der Medikationsänderung und der Blutdruckveränderung (n = 637)

	Systolischer Blutdruck			Diastolischer Blutdruck			n
	1. Int. $\bar{x}(s)$	2. Int. $\bar{x}(s)$	Diff.	1. Int. $\bar{x}(s)$	2. Int. $\bar{x}(s)$	Diff.	
Keine Medikation	141,8 (18,3)	136,4 (17,9)	− 5,4	88,1 (11,0)	85,0 (9,2)	−3,1	75
Medikation unverändert	154,4 (20,6)	145,9 (17,1)	− 8,5	93,5 (11,7)	87,9 (10,4)	−5,6	269
Wechsel des Medikamentes	158,7 (19,7)	145,4 (16,0)	−13,3	97,9 (13,7)	89,4 (10,2)	−8,5	101
Dosis gestiegen	155,0 (21,0)	156,7 (23,1)	+ 1,7	92,0 (12,1)	93,0 (10,0)	+1,0	15
Dosis verringert	152,1 (18,1)	142,6 (15,5)	− 9,5	93,7 (12,0)	88,0 (9,1)	−5,7	79
Medikament abgesetzt	160,0 (19,0)	139,8 (16,6)	−10,2	93,3 (10,1)	86,8 (9,5)	−6,6	98
Gesamt	152,7 (20,0)	143,6 (17,4)	− 9,0	93,5 (11,8)	87,7 (10,0)	−5,7	637
Varianzanalyse	$F = 7,30$ df = 5 $p < 0,01$	$F = 6,73$ df = 5 $p < 0,01$		$F = 5,94$ df = 5 $p < 0,01$	$F = 2,75$ df = 5 $p < 0,01$		

Tabelle 5. Veränderung des Anteils der Patienten in % mit hypertonen Blutdruckwerten in Abhängigkeit von der Medikationsänderung

	1. Int.	2. Int.	Diff.	n
Medikation unverändert	58,4	38,7	19,7	269
Wechsel des Medikaments	69,6	40,2	29,4	101
Dosis gestiegen	60,0	60,0	0,0	15
Dosis verringert	55,0	33,8	21,8	79
Medikation abgesetzt	60,2	31,6	28,6	98
Gesamt	60,3	37,6	22,7	562
Ohne Medikation	36,8	19,7	17,1	75

6.5 Beeinflussung des Risikoprofils von adipösen Hypertonikern

In einer weiteren kontrollierten Studie im Rahmen der Begleitforschung zum Programm „Hypertonie im Gespräch" wurde die Auswirkung des Programms ergänzend überprüft:

1) bei Patienten mit der Diagnose „schlecht eingestellter essentieller Hypertoniker";
2) neben Gewicht und Blutdruck auch über Blut- und Urinstatus, um mögliche Veränderungen von Risikofaktoren für Herz-Kreislauf-Erkrankungen zu erfassen (Basler et al. 1988). In dieser von Wissenschaftlern des Instituts für Sozial-

Tabelle 6. Mittelwert und Standardabweichung der Erfolgskriterien in VG (n = 73) und KG (n = 50) vor (t_1) und nach (t_2) der Gruppenbehandlung sowie Signifikanzprüfung der Veränderungen mit Hilfe des t-Tests für Paardifferenzen

VG	t_1 $\bar{x}$	*(s)*	t_2 $\bar{x}$	*(s)*
Broca-Index	130,2	(17,7)	120,9	(18,7)
Blutdruck (systol.)	157,4	(20,1)	148,0	(20,7)
Blutdruck (diastol.)	94,2	(13,8)	88,9	(13,2)
Blutzucker	122,3	(47,1)	112,6	(40,8)
Triglyzeride	157,5	(82,9)	144,3	(76,0)
Cholesterin	231,5	(46,1)	223,4	(42,9)
HDL-Cholesterin	44,5	(12,3)	47,0	(13,1)
Harnsäure	5,6	(1,7)	5,4	(1,3)
KG	t_1 $\bar{x}$	*(s)*	t_2 $\bar{x}$	*(s)*
Broca-Index	126,8	(20,4)	124,9	(21,5)
Blutdruck (systol.)	160,1	(19,8)	151,7	(17,9)
Blutdruck (diastol.)	93,9	(10,6)	91,6	(13,6)
Blutzucker	115,1	(35,0)	116,6	(49,2)
Triglyzeride	157,5	(77,0)	182,4	(88,3)
Cholesterin	214,3	(40,9)	221,0	(40,5)
HDL-Cholesterin	44,9	(13,4)	44,5	(12,4)
Harnsäure	5,4	(1,8)	5,7	(1,5)
Signifikanz	*VG* t	p<	*KG* t	p<
Broca-Index	4,34	0,01	1,59	n.s.
Blutdruck (systol.)	3,66	0,01	3,41	0,01
Blutdruck (diastol.)	2,94	0,01	1,43	n.s.
Blutzucker	2,67	0,01	0,32	n.s.
Triglyzeride	2,18	0,05	1,97	n.s.
Cholesterin	2,54	0,05	1,41	n.s.
HDL-Cholesterin	3,30	0,01	0,28	n.s.
Harnsäure	0,77	n.s.	1,00	n.s.

medizin der Universität Heidelberg durchgeführten Untersuchung mit 81 Patienten in der Versuchsgruppe (VG) und 56 Patienten in der Kontrollgruppe (KG) zeigte es sich, daß als Programmeffekt neben der Gewichts-, Blutdruck- und Medikationsreduktion auch der Blutzucker- und Blutfettspiegel der Patienten positiv beeinflußt wurde und es insgesamt zu einer Verringerung der Anzahl der Risikofaktoren kam.

6.6 Langzeitergebnisse

Inzwischen liegen uns Zweijahreskatamnesen zu einer Studie vor, an der insgesamt 15 allgemeinmedizinische Praxen teilnahmen (Basler et al. 1985). Aus 12 von diesen 15 Praxen wurden uns Langzeitdokumentationen durch die behandelnden Ärzte vorgelegt, wenn auch die Angaben teilweise lückenhaft geblieben sind.

Tabelle 7. Veränderung von Körpergewicht und Blutdruck durch psychologische Gruppenverfahren (n = 28)

	3/1982	2/1985	t	df	p <
Körpergewicht	83,8	79,5	3,86	27	0,01
Systolischer Blutdruck	160,4	151,4	3,17	27	0,01
Diastolischer Blutdruck	96,2	89,6	3,77	27	0,001

Tabelle 8. Veränderung von Körpergewicht und Blutdruck durch psychologische Gruppenverfahren – Dreijahreskatamnese

	3/1982	3/1986	t	df	p <
Körpergewicht	86,0	83,5	2,853	73	0,01
Systolischer Blutdruck	160,0	155,0	1,333	70	n.s.
Diastolischer Blutdruck	95,0	90,0	2,240	70	0,05

Von den ursprünglich 105 Patienten, die in den 12 Praxen an der Gruppenbehandlung teilgenommen hatten, konnten nur 28 ausfindig gemacht werden, für die die behandelnden Ärzte vollständige Angaben über Körpergewicht und Blutdruck zu 3 uns interessierenden Meßzeitpunkten dokumentiert hatten, nämlich dem 3. Quartal 1982 (vor Gruppenbehandlung), dem 2. Quartal 1983 (nach Beendigung der Gruppenaktivitäten) und dem 2. Quartal 1985 (zwei Jahre nach Beendigung der Gruppenbehandlung).

Tabelle 7 zeigt, daß bei diesen Patienten Körpergewicht und Blutdruck auch 2 Jahre nach Beendigung der Gruppenbehandlung noch deutlich unter dem Ausgangswert liegen.

In einer weiteren Nacherhebung bei 71% Patienten der gleichen Ausgangsstichprobe mit Fragebogen und Messung des Blutdrucks und des Körpergewichts zeigte sich, daß auch bei einer Dreijahreskatamnese noch Erfolge zu erkennen sind (vgl. Tabelle 8).

6.7 Zusammenhang zwischen Gewichtsreduktion und soziodemographischen Daten

Im folgenden soll untersucht werden, ob bestimmte Voraussetzungen in der Person der Patienten Gewichtsreduktionen im Rahmen des Kursprogramms erleichterten bzw. erschwerten. Zur Überprüfung eines möglichen Zusammenhangs wird die Reduktion des Broca-Index im Verhältnis zu soziodemographischen Daten analysiert. Wir beziehen uns hierbei erneut auf die Stichprobe (n = 687), die im Jahr 1985 am Programm teilnahm.

Geschlecht

Frauen zeigen im 1. Interview einen durchschnittlichen Broca-Index von 140,4% ($s = 21,4$), Männer einen von 129,9% ($s = 18,6$). Dieser Unterschied ist hochsignifikant ($F = 25,62$; $df = 1$; $p < 0,01$). Nach der Gruppenbehandlung haben die

Frauen den Index um 8,7 Punkte auf 131,7% ($s = 21{,}2$), die Männer um 7,7 Punkte auf 122,2% ($s = 18{,}2$) reduziert. Da bei beiden Geschlechtern eine gleichförmige Veränderung des Index erfolgt, bleiben die Unterschiede zwischen dem durchschnittlichen Index der Geschlechter erhalten ($F = 21{,}20$; $df = 1$; $p < 0{,}01$).

Wenn wir im folgenden den Einfluß von Lebensalter, Bildungsstand und Familienstand auf die Reduktion des relativen Gewichts untersuchen, müssen wir berücksichtigen, daß möglicherweise ein Zusammenhang dieser Variablen mit dem Geschlecht besteht, wobei das Geschlecht wiederum das Ausgangsgewicht beeinflußt.

Einen Zusammenhang zwischen Geschlecht und Bildungsstand können wir feststellen. Unter den Frauen gibt es nur 17,5% mit über die Hauptschule hinausgehendem Schulabschluß, bei den Männern sind es 30,1% ($\chi^2 = 9{,}29$; $df = 1$; $p < 0{,}01$). Kein Zusammenhang besteht zwischen Geschlecht und Lebensalter ($\chi^2 = 0{,}85$; $df = 2$; n.s.) sowie zwischen Geschlecht und Familienstand ($\chi^2 = 0{,}44$; $df = 1$; n.s.). Wir können somit den Einfluß von Lebensalter und Familienstand auf die Gewichtsreduktion ohne Standardisierung des Geschlechts überprüfen.

Lebensalter

Wenn man das Lebensalter der Probandengruppe in drei Klassen unterteilt [jünger als 46 Jahre ($n = 181$), 46–60 Jahre ($n = 345$) und älter als 60 Jahre ($n = 149$)], dann unterscheiden sich diese Klassen weder im 1. Interview ($F = 0{,}453$; $df = 2$; n.s.) noch im 2. Interview ($F = 1{,}073$; $df = 2$; n.s.) hinsichtlich des durchschnittlichen Broca-Index. Das Lebensalter zeigt somit keinerlei Einfluß auf die Reduktion des relativen Gewichts.

Wird jedoch die absolute Gewichtsreduktion betrachtet, so nehmen die Jüngeren mit 6,2 kg mehr ab als die Älteren mit 4,6 kg. Die Jüngeren haben jedoch auch ein höheres Ausgangsgewicht als die Älteren und sind gleichzeitig größer. Der möglicherweise entstehende Eindruck, das Programm sei bei jüngeren Personen effektiver, trifft also nicht zu.

Familienstand

Ob der Patient mit einem Partner zusammenlebt oder nicht, wirkt sich weder auf das relative Ausgangsgewicht noch auf die Gewichtsreduktion aus.

Bildungsstand

Wegen des bestehenden Zusammenhangs zwischen Geschlecht und Bildungsstand erfolgt eine getrennte Analyse für Männer und Frauen.

Männer mit Hauptschulabschluß haben ein höheres relatives Ausgangsgewicht ($\bar{x} = 132{,}3$; $s = 19{,}2$) als Männer mit höherem Schulabschluß ($\bar{x} = 121{,}6$; $s = 16{,}0$) ($t = 2{,}23$; $df = 119$; $p < 0{,}05$). Beide Gruppen reduzieren jedoch ihr relatives

Gewicht um 8,6 Punkte, so daß die Unterschiede zwischen dem Endgewicht erhalten bleiben ($t = 2{,}4$; $df = 121$; $p < 0{,}05$).

Frauen mit Hauptschulabschluß haben ebenfalls ein höheres relatives Ausgangsgewicht ($\bar{x} = 141{,}6$; $s = 21{,}3$) als Frauen mit höherem Abschluß ($\bar{x} = 134{,}3$; $s = 21{,}4$) ($t = 3{,}07$; $df = 554$; $p < 0{,}01$). Sie reduzieren ihr Gewicht um 9,3 Punkte; Frauen mit höherem Abschluß reduzieren nur um 5,9 Punkte. Die Unterschiede zwischen beiden Gruppen beim 2. Interview sind damit nicht mehr signifikant ($t = 1{,}67$; $df = 554$; n.s.). Frauen mit Hauptschulabschluß scheinen damit durch das Programm mehr zu profitieren als Frauen mit weitergehendem Schulabschluß.

7 Diskussion

Der Einsatz des Programms „Hypertonie im Gespräch" kann nach den vorgelegten Ergebnissen als erfolgreich angesehen werden. Nach einer 3monatigen Nachsorge ist das Körpergewicht der Patienten durchschnittlich um 5,3 kg gesunken, wobei allerdings der Broca-Index von 120%, der ein behandlungsbedürftiges Übergewicht anzeigt, im Mittel immer noch nicht unterschritten wurde. Zusätzlich zur Gewichtsveränderung berichten die Patienten über ein verbessertes gesundheitliches Befinden, verbessertes Gesundheitsverhalten und Gesundheitswissen, verbesserte Eßgewohnheiten und verringerten Salzkonsum. Der Anteil der Patienten mit Bedenken gegen eine regelmäßige Einnahme der antihypertensiven Präparate ist geringer geworden.

Als Folge dieser Veränderungen konnten bei fast einem Drittel der Patienten Einsparungen bei den antihypertensiven Medikamenten vorgenommen werden. Trotz dieser Einsparungen ist eine Blutdruckreduktion zu beobachten, die sich am stärksten bei den Patienten zeigt, die das Hochdruckmedikament gewechselt haben. Allerdings ist die Blutdruckreduktion auch bei jenen Patienten nachweisbar, die die Dosis reduzierten oder das Präparat absetzten.

Ein Zusammenhang der Blutdruckreduktion mit der Gewichtsreduktion ist auch noch nach Änderung der Medikation deutlich nachweisbar. Je stärker die Gewichtsreduktion ausfiel, desto stärker wurde der Blutdruck gesenkt. Zusätzlich wird deutlich, daß bei jenen Patienten am häufigsten an der Medikation gespart werden konnte, die am stärksten an Gewicht verloren hatten.

Patientenmerkmale, die mit besonders gutem Erfolg bei der Gewichtsreduktion einhergehen, können nicht überzeugend ausfindig gemacht werden. Zwar hatten die Frauen, die am Programm teilnahmen, ein höheres relatives Eingangsgewicht als die Männer. Hinsichtlich der Reduktion des Broca-Index unterscheiden sich beide Geschlechter allerdings nicht voneinander, so daß der Behandlungserfolg vergleichbar ist. Auch Lebensalter und Familienstand beeinflussen die Gewichtsreduktion nicht. Auch wenn ein unterschiedlich wirksamer Regressionseffekt beachtet werden muß, sieht es doch so aus, als könnten Frauen mit Hauptschulabschluß, die allerdings auch das höchste relative Ausgangsgewicht aufweisen, am meisten hinsichtlich der Gewichtsreduktion profitieren.

Bei der Interpretation der uns vorliegenden Daten muß beachtet werden, daß die Patienten, die sich an der Begleitforschung beteiligten, nur eine Teilmenge derjenigen darstellen, die das Programm absolvierten. Unterschiedliche Selektionsprozesse könnten wirksam geworden sein, zum einen auf der Ebene der Ärzte, die sich für oder gegen die Teilnahme an der Begleitforschung zu entscheiden hatten, zum anderen auf der Ebene der Patienten, die mit ihrer Unterschrift die Genehmigung zur Speicherung ihrer Daten geben mußten, und schließlich auch dadurch, daß nicht alle Patienten, die die Genehmigung erteilten, auch zum 2. Interview in der Arztpraxis zur Verfügung standen. Unter letzteren könnten die mit dem Programm unzufriedenen, die erfolglosen oder die Abbrecher in verstärktem Maße vertreten sein, so daß die Daten möglicherweise ein zu positives Bild von der Wirksamkeit des Programms vermitteln. Was die zuvor genannten Selektionsprozesse betrifft, so meinen wir, daß die Bereitschaft zur Teilnahme an der Begleitforschung wahrscheinlich nicht in einem Zusammenhang mit dem Ausprägungsgrad der verwendeten Erfolgskriterien steht. Zuletzt sei darauf hingewiesen, daß es uns im Rahmen der Begleitforschung zum bundesweiten Einsatz des Programms außer der bereits erwähnten kontrollierten Studie (Basler et al. 1988) nicht möglich war, Daten einer nicht mit dem Programm behandelten KG zu erheben. Aus vorausgegangenen kontrollierten Studien zum Programm wissen wir, daß ein Arzt, in dessen Praxis ein Gruppenprogramm durchgeführt wird, der gesamten Klientel mit dem betreffenden Krankheitsbild größere Aufmerksamkeit widmet, so daß auch bei nicht an dem Programm beteiligten Patienten eine Veränderung der Erfolgskriterien zu erwarten ist. So konnte in einer Studie, in der 102 Patienten aus den am Programm teilnehmenden Arztpraxen der KG angehörten, in 16,8% der Fälle bei einer eingehenden Überprüfung durch den Arzt, ohne daß eine zusätzliche Behandlung stattfand, das antihypertensive Präparat abgesetzt oder die Dosis verringert werden (Basler et al. 1982). Das Körpergewicht dieser Patienten hatte sich allerdings nicht verändert. Hieraus ist zu schließen, daß auch in der jetzigen Studie nur ein Teil der Effekte in bezug auf die Reduktion der Medikation auf die Wirkung des Gruppenprogramms zurückzuführen ist.

Die ergänzend angeführten neuesten Untersuchungen zum Langzeiteffekt dieses Programms zeigten, daß mit diesem Programm im Vergleich zu anderen Untersuchungen (Liebermeister u. Hilzensauer 1986) auch ein längerfristiger Erfolg erreichbar ist.

Abschließend können wir somit feststellen, daß das Programm „Hypertonie im Gespräch" für die weitere Anwendung in der ärztlichen Praxis empfohlen werden kann. Das Programm hat sich im bundesweiten Einsatz als praktikabel und auch langfristig als erfolgreich erwiesen. Mit der Expansion des Einsatzes ist offensichtlich keine Verringerung der gewünschten Effekte verbunden. Die Gruppenarbeit in der ärztlichen Praxis stellt eine Methode dar, die andere Behandlungsansätze sinnvoll ergänzen kann. Sie bietet dem Praktiker die Möglichkeit, eine häufig schwierig zu behandelnde Teilpopulation seiner Klientel besser und befriedigender als bisher zu versorgen.

Literatur

Basler HD (1986) Die Prävention von Koronarerkrankungen in der allgemeinärztlichen Praxis - ein gesundheitspolitisch relevantes Kooperationsmodell zwischen Universität und Industrie. In: Nöldner K, Kreuter H (Hrsg) Medizin - Gesundheit - Politik. Prävention als interdisziplinäre Aufgabe. Deutscher Ärzte-Verlag, Köln, S 155-169

Basler HD (1987) Beratung als Hilfe während der Verhaltensänderung. In: Jork K (Hrsg) Gesundheitsberatung durch Ärzte. Springer, Berlin Heidelberg New York Tokyo, S 120-136

Basler HD, Weißbach F (1984) Diagnostik der Medikamentencompliance durch Befragung des Patienten - eine Untersuchung an essentiellen Hypertonikern. Psychother Psychosom Med Psychol 34: 331-335

Basler HD, Brinkmeier U, Buser K, Haehn KD, Mölders-Kober R (1982) Psychological group treatment of essential hypertension in general practice. Br J Clin Psychol 21: 295-302

Basler HD, Brinkmeier U, Buser K, Haehn KD, Mölders-Kober R (1985) Psychological group treatment of obese essential hypertensives by lay therapists in rural general practice settings. Psychosom Res 29: 383-391

Basler HD, Baumann H, Beckers HH et al. (1988) Beeinflussung des Risikoprofils von adipösen essentiellen Hypertonikern durch das Gruppenprogramm „Hypertonie im Gespräch". Sozial Präventivmed 33: 46-50

Becker MH, Maimann LA, Kirscht JP, Haefner DP, Drachmann RH, Taylor DW (1982) Wahrnehmung des Patienten und Compliance: Neuere Untersuchungen zum „Health Belief Model". In: Haynes RB, Taylor DW, Sackett DL (Hrsg) Compliance Handbuch. Oldenbourg, München, S 94-132

Deutsche Liga zur Bekämpfung des hohen Blutdrucks e.V. (1984) Informationen der Deutschen Liga zur Bekämpfung des Hohen Blutdrucks e.V. Sonderdruck aus „Unsere Medizin heute". Deutscher Ärzte-Verlag, Köln

Haynes RB, Taylor DW, Sackett DL (1982) Compliance Handbuch. Oldenbourg, München

Jaeckel H (1985) Psychologische Behandlung essentieller Hypertoniker. In: Basler HD, Florin I (Hrsg) Klinische Psychologie und körperliche Krankheit. Kohlhammer, Stuttgart, S 105-125

Liebermeister H, Hilzensauer B (1986) Spätergebnisse nach Gewichtsreduktion bei Fettsüchtigen. Lebensversicherungsmedizin 38: 62-65

Pudel V (1985) Eßverhalten. In: Basler HD, Florin I (Hrsg) Klinische Psychologie und körperliche Krankheit. Kohlhammer, Stuttgart, S 63-79

*Entspannung und Streßbewältigung mit essentiellen Hypertonikern - das Gruppenprogramm „Hypertonie im Gespräch - Streßbewältigung"**

B. Beisenherz, H.-D. Basler und G. Kaluza

1 Einleitung

Nach der Streßhypothese spielen psychosoziale Belastungen neben anderen Faktoren eine bedeutsame Rolle in der Entstehung und Aufrechterhaltung des Bluthochdrucks (vgl. Shapiro u. Goldstein, 1980; Hodapp u. Weyer 1982; Linden 1983).

Obwohl die Zusammenhänge zwischen psychischem Stress und Bluthochdruck gegenwärtig keineswegs völlig aufgedeckt sind, zeigen tierexperimentelle Ergebnisse, in welcher Weise Blutdruckregulation und das Endokrinium zusammenwirken. Chemo- und Barorezeptorensysteme, Hypothalamus-Hypophyse-Nebennierenrinden- bzw. Hypothalamus-Nebennierenmark-Achse und damit Cortisol und Katecholamine sowie andere Hormone (z. B. das u. a. im Hypothalamus wirkende, an der Flüssigkeitsregulation beteiligte und stark vasokonstriktorisch wirkende Angiotensin) greifen in die Blutdruckregulation ein, sei es in Form lokaler Rückkoppelungsmechanismen, sei es in Form zentral ausgelöster Prozesse oder auch einer Kombination beider Formen.

Bei Patienten mit grenzwertiger Hypertonie erweist sich die Blutdruckreaktivität in spezifischer Weise als abhängig von psychischen, nicht jedoch von physischen Stressoren (Weder u. Julius 1985). Wegen der Langzeitfolgen und gesundheitlichen Risiken des Bluthochdrucks erscheint ein verbesserter Umgang mit psychischer Streßbelastung ratsam für solche Hypertoniepatienten, deren Bluthochdruck vermutlich mit ihrem Lebensstil zusammenhängt.

Erste Untersuchungen über Streßmanagement bei essentiellen Hypertonikern wurden von Jorgensen et al. (1981), Haag et al. (1982) und Crowther (1983) durchgeführt. In einer klinisch bedeutsamen und sorgfältig geplanten Studie fanden Kallinke et al. (1982) eine klinisch relevante Reduktion des Blutdrucks um im Mittel 19/10 mm Hg von einem Ausgangswert von 154/102 mm Hg, die zum Follow-up-Zeitpunkt nach einem Jahr weiterhin anhielt. Neuere Untersuchungen konnten zeigen, daß ein Entspannungstraining, das im Regelfall Bestandteil eines Streßbe-

---

* Die folgenden Ärzte waren während der Durchführung der Studie als Gruppenleiter tätig: H. Bergdolt (Wiesloch), W. Billich (Hockenheim), K. Ebschner (Eberbach), B. Müller-Wittig (Brühl), H. Ruck (Rheinstetten-Forchheim), M. Stafunsky (Marburg), K. Uffelmann (Gemünden) und A. Wiesemann (Odenheim).

wältigungsprogramms ist, einer Wartekontrollgruppenbedingung (Hoelscher et al. 1986), medikamentöser Behandlung allein (Hatch et al. 1985) oder leichtem Körpertraining (Irvine et al. 1986) überlegen ist.

Blanchard et al. (1986) berichten eine signifikante Reduktion der antihypertensiven Medikation in der Folge eines Streßmanagementprogramms. Hatch et al. (1985) fanden keine erneuten Blutdruckanstiege bei Patienten, deren Medikation nach einer psychologischen Behandlung reduziert werden konnte. In einem Übersichtsartikel berichtet Johnston (1985) von zahlreichen empirischen Belegen für die Wirksamkeit von Entspannung und Streßbewältigung bei milder Hypertonie, wenngleich die Wirkmechanismen nach wie vor ungeklärt sind. Kürzlich konnten Zurawski et al. (1987) zeigen, daß essentielle Hypertoniker, die an einem vielseitigen Streßmanagementtraining teilgenommen hatten, deutlich niedrigere Ruhewerte systolisch und tendenziell auch diastolisch aufwiesen als eine Vergleichsgruppe, die ein Hautwiderstands-Biofeedback-Training absolvierte. Diese Effekte blieben über einen Zeitraum von 6 Monaten stabil.

Im Rahmen der Primärversorgung in Schweden setzten Knox et al. (1986) erfolgreich ein Streßbewältigungstraining ein, das sich als eine effektive Alternative zur medikamentösen Therapie der milden Hypertonie erwies. In einer Pilotstudie mit 13 Patienten konnte der mittlere Blutdruck von 151/96 auf 125/89 mm Hg gesenkt werden, ein beachtliches Ergebnis, selbst wenn die Stichprobe klein ist und eine Kontrollgruppe fehlt. Aufgrund der Ergebnisse bisher vorgelegter Studien erscheint eine Übertragung von verhaltenstherapeutischen Behandlungsansätzen in die Primärversorgung bereits zum jetzigen Zeitpunkt sinnvoll, um Hypertoniker auf breiterer Basis zu erreichen. Da in der Bundesrepublik die meisten Hypertoniker vom allgemeinmedizinisch tätigen Arzt entdeckt und behandelt werden, sollte ein Streßmanagementtraining als zusätzliches Behandlungsangebot in die Primärversorgung integriert werden.

In einer Pilotstudie überprüften wir zunächst den Einsatz eines Streßbewältigungsprogramms für essentielle Hypertoniker in 2 Allgemeinarztpraxen mit Psychologen als Gruppenleitern. Insgesamt nahmen 41 medikamentös antihypertensiv behandelte Patienten am Programm teil. Die Patienten wurden aufgeteilt auf eine Behandlungs- und eine Wartekontrollgruppe. Es zeigte sich eine signifikante Blutdruckreduktion des diastolischen Wertes von 150,5 auf 144,0 mm Hg (Jaekel u. Basler 1985).

Nach einer Überarbeitung und Standardisierung des Programms führten wir die hier beschriebene Hauptstudie durch, in der eigens geschulte Allgemeinärzte die Leitung der Gruppen übernahmen. Wir überprüften die Annahme, daß Verbesserungen auf psychologischer Ebene (Befinden, Beschwerden, verbesserte Streßbewältigung, Verhaltensänderungen) wie auf medizinischer Ebene (Veränderungen der antihypertensiven Medikation und Blutdruckreduktion) durch die Teilnahme an einem standardisierten Behandlungsprogramm zur verbesserten Streßbewältigung erzielt werden können.

2 Das Programm „Hypertonie im Gespräch - Streßbewältigung"

2.1 Konzept und Ziele des Programms

Das Ziel des Programms besteht darin, eine Reduktion und Stabilisierung des Blutdrucks auf einem niedrigeren Niveau zu erreichen und letztendlich Blutdruckmedikamente einzusparen. Neben einer Verbesserung der Medikamentencompliance und einer Verringerung des Kochsalzkonsums wird das Ziel primär verfolgt über eine Verbesserung der Streßbewältigung durch Erlernen und Üben von
a) Entspannung,
b) Umgang mit sozialen Streßsituationen,
c) Selbstermutigung und Problemlösung,
d) Ausgleich für bestehende Belastungen.

Das Programm „Hypertonie im Gespräch - Streßbewältigung" basiert auf dem transaktionalen Streßkonzept von Lazarus (1967). Hiernach ist die Streßreaktion das Resultat eines Zusammenwirkens von Streßereignissen einerseits und indivi-

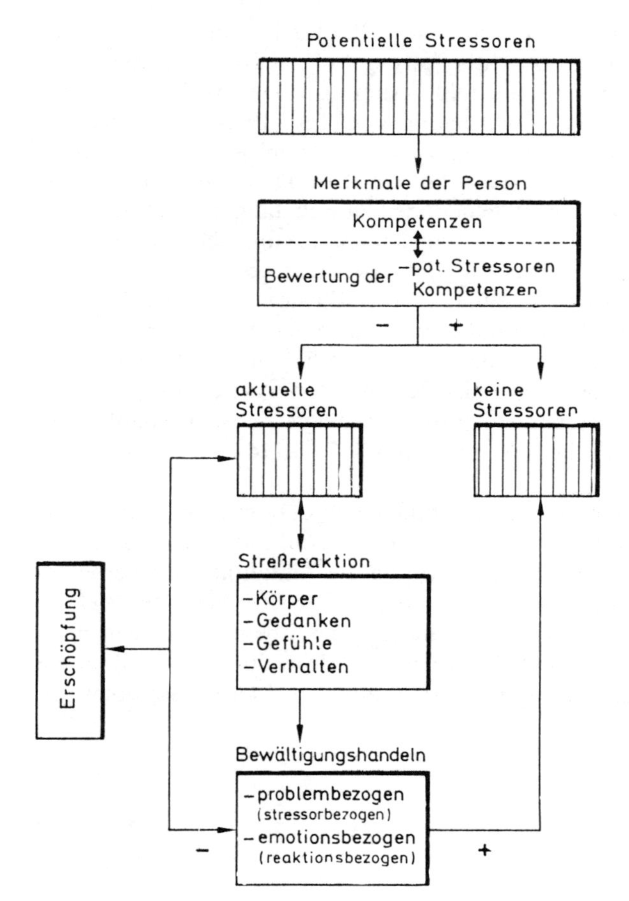

Abb. 1. Das Streßmodell

duellem Bewältigungsverhalten andererseits. Reaktionen auf kognitiver Ebene kommt dabei eine besondere Bedeutung zu. Eine Bewertung der Situation als relevant und bedrohlich und die Effektivität der individuell zur Verfügung stehenden Bewältigungsstrategien bestimmen, ob ein potentiell streßauslösend wirkendes Ereignis zum Stressor wird, der die Streßreaktion auf somatischer, kognitiv-emotionaler und der Verhaltensebene auslöst und mit Bewältigungsversuchen beantwortet wird (Basler 1986a). Wird ein Stressor als bedrohlich eingeschätzt und werden gleichzeitig die eigenen Kompetenzen zur Bewältigung als nicht hinreichend wahrgenommen, so führt dies zu Angst und bei Fortbestehen der Situation zu Hilflosigkeit und Hoffnungslosigkeit. In diesem Stadium nehmen die auf die Streßsituation bezogenen Gedanken so sehr die Aufmerksamkeit in Anspruch, daß eine wirksame Auseinandersetzung mit der Situation und damit eine Bewältigung der Belastung erschwert wird.

Der Umgang mit Streßsituationen kann verbessert werden durch
1) effektives Bewältigungshandeln in Form von aktivem Problemlösen;
2) Dämpfung der somatischen sympathikotonen Komponente der Streßreaktion durch ein Entspannungsverfahren;
3) Wahrnehmen von Gedanken, die mit Gefühlen der Hilflosigkeit und Hoffnungslosigkeit verbunden sind, und durch selbstermutigende innere Kommentare, die diesen Gedanken entgegenwirken;
4) einen Ausgleich für anhaltende bestehende Belastungen, um Abstand zu gewinnen und Kraft zu sammeln und sich anschließend mit der belastenden Situation erneut auseinanderzusetzen.

In Anknüpfung an das Modell von Lazarus (vgl. Abb. 1) zielt das Programm insbesondere darauf ab, die Ressourcen zur individuellen Bewältigung von Belastungssituationen zu erweitern, die physische Streßreaktion zu dämpfen und einen Abstand von Dauerbelastungen zu gewinnen, wobei der aktiven Planung von Phasen des Ausgleichs und der Erholung große Bedeutung zukommt.

2.2 Didaktisches Vorgehen

Die Patienten erlernen zunächst die Selbstmessung des Blutdrucks und werden zu regelmäßiger Messung und Protokollierung angeleitet. Ziel ist es, die Situationsabhängigkeit des Blutdrucks zu erkennen und den Zusammenhang zwischen Phasen starker Belastung und körperlicher Streßreaktion am Beispiel des Blutdrucks wahrzunehmen.

Weiterhin erhalten sie Informationen über die Entstehung und Aufrechterhaltung hohen Blutdrucks, über Risiken des unbehandelten Hochdrucks sowie über die Behandlungsmöglichkeiten. Dabei wird auf den Kochsalzkonsum eingegangen und es werden Alternativen zum Würzen mit Kochsalz aufgezeigt und Empfehlungen für eine aromaschonende Zubereitung von Speisen gegeben. Schließlich wird den Patienten auch das Streßkonzept nach Lazarus (1967) in anschaulicher Darstellung erläutert.

Die Patienten erlernen die progressive Muskelentspannung nach Jacobson mit Unterstützung durch eine Tonkassette und werden schrittweise dazu angeleitet, die

Entspannungsreaktion in kürzerer Zeit zu erreichen und im Alltag einzusetzen, anstatt unter Belastungen mit Anspannung und Verkrampfung der Muskulatur zu reagieren.

Die Patienten sollen ihre eigenen, insbesondere ihre kognitiven Reaktionen in Streßsituationen kennenlernen, indem sie Gedanken, die in Streßsituationen auftreten, selbst beobachten und protokollieren. Streßverschärfende Selbstkommentare sollen erkannt und durch angemessene selbstermutigende Vorsätze ersetzt werden.

Aktivitäten zum Ausgleich für Belastungen werden bewußt in den Tagesablauf eingeplant. Dabei soll körperlichen Aktivitäten der Vorzug gegeben werden, wenngleich alle Aktivitäten erwünscht sind, die zu einer inneren Distanzierung vom Stressor führen können. Positive Erlebensweisen sollen wieder ins Blickfeld rücken.

2.3 Durchführung des Programms

Das Programm soll in Gruppen von 6-8 Patienten mit essentieller Hypertonie unter der Leitung des behandelnden Arztes durchgeführt werden. Über einen Zeitraum von 12 Wochen trifft sich die Gruppe einmal wöchentlich in einem geeigneten Raum der Praxis, meist dem Wartezimmer. Die Patienten unterzeichnen in der ersten Gruppensitzung eine Teilnahmevereinbarung, mit der sie sich zur regelmäßigen Teilnahme und zur Verschwiegenheit über persönliche Angaben der übrigen Gruppenteilnehmer verpflichten.

Patienten, die einen Kuraufenthalt planen oder aus anderen privaten oder beruflichen Gründen nicht kontinuierlich am Programm teilnehmen können, sollten für eine Folgegruppe vorgesehen werden, da nur durch regelmäßige Teilnahme eine förderliche Arbeitsatmosphäre geschaffen werden kann. Für jede Sitzung steht dem Gruppenleiter eine schriftlich abgefaßte Anleitung zur Verfügung, die jeweils Ziele der Sitzung, Anregungen für Gruppengespräche und Kleingruppenarbeit, Vorlagen und Dias für die Informationsvorträge, Instruktionen für Übungen, Materialien sowie Hausaufgaben umfaßt. Darüberhinaus wird jedem Patienten eine Tonkassette mit Entspannungsinstruktionen für das regelmäßige Üben außerhalb der Gruppensitzungen zur Verfügung gestellt.

Eine Fortbildung vor Beginn des Programms ist vorgesehen, während der eine Einführung in die Ziele und Methoden des Programms gegeben wird und praktische Gruppenleiterkompetenzen erworben werden können. Begleitend zur Durchführung des Programms werden wiederholt Termine von ca. 1½ Stunden Dauer angeboten, um neu einzuführende Bausteine des Programms ausführlich vorzubereiten und evtl. aufgetretene Probleme und Erfahrungen mit Programmbausteinen und mit dem Gruppengeschehen zu besprechen.

3 Plan der Untersuchung

Acht allgemeinmedizinisch tätige Ärzte motivierten in individuellen Gesprächen je 10-12 Patienten, am Programm „Entspannung und Streßbewältigung“ und an der wissenschaftlichen Begleitforschung teilzunehmen. Kriterien für die Aufnahme in die Gruppe waren neben essentieller Hypertonie und bestehender Streßbelastung Normalgewicht, da für übergewichtige Hypertoniker von uns ein gesondertes Programm entwickelt wurde, das inzwischen mit ca. 10000 Patienten erfolgreich durchgeführt wurde (vgl. Basler 1986b). Die Patienten jeder Praxis wurden nach Zufall der Behandlungsgruppe (BG) oder der Wartekontrollgruppe (WG) zugewiesen. Allerdings mußte in einigen Fällen wegen terminlicher Schwierigkeiten der Patienten von der Zufallsaufteilung abgegangen werden. Nachdem sich die Patienten zur Teilnahme an der wissenschaftlichen Begleitforschung und zur Speicherung ihrer Daten bereiterklärt hatten, nahmen sie an einem halbstündigen Interview teil und füllten anschließend psychologische Testskalen aus, was eine weitere halbe Stunde Zeit in Anspruch nahm. Jeweils am Ende des Interviews und damit nach einer halben Stunde körperlicher Ruhe und Gewöhnung an die Interviewsituation wurde der Blutdruck im Sitzen mittels Visocor-Blutdruckmeßgeräten der Fa. Hestia gemessen. Zusätzlich wurden Körpergröße und Gewicht mit Hilfe der in der Praxis vorhandenen Meßgeräte bestimmt.

Das Interview umfaßte Fragen zur aktuellen Streßbelastung und medikamentösen Behandlung sowie zum Gesundheitswissen und Gesundheitsverhalten, u.a. zum Kochsalzkonsum, sowie soziodemographische Angaben. Der Kochsalzkonsum wurde erhoben über Fragen zum gewohnheitsmäßigen zusätzlichen Salzen bei Tisch, insbesondere bezogen auf Lebensmittel wie Tomaten, Radieschen oder Eier, sowie über Fragen zum Genuß verschiedener besonders salzhaltiger Lebensmittel wie z.B. gesalzene Erdnüsse, Schinken oder Fertigsuppen.

Wir setzten folgende standardisierte Testskalen ein:
- Befindlichkeitsskala (Version Bf-S, von Zerssen 1976b). Diese besteht aus 20 Items, deren Summenwert das subjektive Befinden auf einer Skala zwischen depressivem und manischem Pol erfaßt. Höhere Punktwerte weisen auf ein höheres Ausmaß depressiver Verstimmtheit hin.
- Beschwerdenliste (Version B-L, von Zerssen 1976b). Diese Skala erfaßt das Ausmaß an Allgemeinbeschwerden, die mit Befindensstörungen zusammenhängen.
- Streßverarbeitungsfragebogen (SVF von Janke et al. 1978 in einer Kurzform von Knispel 1982; ergänzt um die Skala „Aktives Coping" von Küchler 1984). Mit Hilfe dieses Verfahrens werden 17 verschiedene Bewältigungsmöglichkeiten von Streßsituationen erfaßt, z.B. soziale Abkapselung, Bedürfnis nach Aussprache, Bagatellisierung, Pharmaka- und Genußmittelverbrauch.

Im Verlaufe des Gruppenprogramms erfolgte eine Anpassung der Medikation an auftretende Änderungen des Blutdrucks; die Medikamenten- und Dosisänderungen wurden dokumentiert; 2-3 Monate nach Abschluß des Programms (Zeitpunkt t_2) wurden die Patienten erneut zu einem Interview und einer schriftlichen Befragung in die Praxis einbestellt. Interview und schriftliche Befragung wurden in der gleichen Form wie zu Zeitpunkt t_1 durchgeführt, zusätzlich erhielten die Patienten einen veränderungssensitiven Fragebogen:
- Veränderungsfragebogen des Erlebens und Verhaltens von Zielke u. Kopf-Mehnert (1978).

Dieser Fragebogen mißt erlebte Veränderungen im Verhalten und Erleben bezogen auf einen definierten früheren Zeitpunkt, in unserem Fall bezogen auf den Zeitpunkt vor Beginn des Programms. Diese Skala wurde ursprünglich entwickelt, um ein Maß für subjektive Veränderungen im Laufe einer Psychotherapie zu erhalten. Der Punktwert gibt ein Maß an für die Veränderung zwischen den Polen „Spannung, Unsicherheit, Pessimismus" und „Entspannung, Gelassenheit und Optimismus".

Weitere 3 Monate später erhielten die Teilnehmer des Programms einen schriftlich zu beantwortenden Fragebogen, in dem sie um eine individuelle Bewertung der Programmbausteine gebeten wurden.

Ein Jahr nach der Untersuchung zum Zeitpunkt t_2 wurde eine katamnestische Untersuchung durchgeführt (t_3), um Aufschluß über langfristige Effekte des Programms zu erhalten. Diese Untersuchung umfaßte erneut ein Interview mit einer sich anschließenden Blutdruck- und Gewichtsmessung sowie Vorgabe der Testskalen zur Erhebung der Allgemeinbeschwerden (B-L) und der Streßverarbeitung (SVF-Kurzform). Veränderungen der Medikation und der äußeren belastenden Lebensumstände wurden ebenso erfaßt wie zwischenzeitlich erfolgte Kur- und Krankenhausaufenthalte. Auch zusätzliche psychologische Behandlungsmaßnahmen (z. B. Kurse in autogenem Training) wurden dokumentiert. Die Patienten der BG wurden darüber hinaus um Angaben dazu gebeten, welche der im Programm vorgesehenen Übungen sie weiterhin durchführen und wie sie nun mit zeitlichem Abstand die Programmbausteine bewerten.

4 Beschreibung der Stichprobe

Erstinterviews wurden mit 41 Patienten der BG und 38 Patienten der WG geführt. Zweitinterviews konnten mit 31 Patienten je Gruppe durchgeführt werden. Patienten, bei denen sich im Nachhinein herausstellte, daß sie den Selektionskriterien nicht genügten, sowie Patienten, die zum vereinbarten Termin der Zweituntersuchung nicht erschienen, wurden nicht in die Auswertungsstichprobe einbezogen. Lediglich ein Patient brach das Gruppenprogramm ab. Der Anteil der Frauen beträgt in der BG 41,9%, in der WG 35,9%. Der Unterschied ist statistisch nicht signifikant ($\chi^2 = 0{,}2719$; df = 1; n.s.). Die BG ($\bar{x} = 44{,}7$ Jahre, s = 11,1) ist im Mittel etwas jünger als die WG ($\bar{x} = 48{,}8$ Jahre, $s = 8{,}8$). Dieser Unterschied wurde ebenfalls nicht signifikant (t = 1,78; df = 60; n.s.).

Nach der momentanen Streßbelastung befragt, geben vor Beginn des Gruppenprogramms 17,7% der Patienten persönliche Schwierigkeiten mit Kollegen oder Vorgesetzten an, 58,1% nennen ihre Arbeit selbst. Ein Prozentsatz von 48,8% der Patienten berichtet, die Streßbelastung beeinträchtige den Gesundheitszustand. Finanzielle Sorgen belasten 17,7% der Patienten. Streß in Bezug auf Familie, Partner oder Kinder wird von 48,4% angegeben, 43,5% der Patienten fühlen sich durch Sorgen um ihre Gesundheit streßbelastet. Streß im Zusammenhang mit Haushalt oder mit der Doppelbelastung Haushalt/Beruf wird in 57,2% der Antworten von Frauen genannt.

5 *Ergebnisse nach Abschluß des Programms*

5.1 Gesundheitszustand, Gesundheitsverhalten und Gesundheitswissen

Während zum Zeitpunkt des Erstinterviews 41,4% der Patienten der BG ihren Gesundheitszustand als „gut“ oder „sehr gut“ einstufen, liegt der Anteil zum Zeitpunkt t_2 bei 71,0%. Diese Veränderung ist signifikant (Wilcoxon-Vorzeichen-Rang-Test: $z = 2{,}86$; $p < 0{,}01$). Der entsprechende Anteil in der WG liegt bei 35,5% (t_1) bzw. 38,7% (t_2). Diese Veränderung ist nicht signifikant ($z = 0{,}47$; n.s.).

Das Gesundheitswissen der Patienten (ausgedrückt in einem Summenwert richtig beantworteter von insgesamt 17 Fragen) verbesserte sich in beiden Gruppen (BG: Wilcoxon - $z = 4{,}78$; $p < 0{,}01$; WG: $z = 2{,}99$; $p < 0{,}01$). Der Kochsalzkonsum (erhoben mittels der Fragen zu den Salzgewohnheiten bei Tisch) verringerte sich ausschließlich in der BG. Der Anteil der Patienten in dieser Gruppe, die bei Tisch auf zusätzliches Salzen verzichteten, nahm von 45,2% auf 64,5% zu (Wilcoxon: $z = 2{,}72$; $p < 0{,}01$). Eine Tendenz in der Gegenrichtung findet sich in der WG: 51,6% auf 41,9% ($z = 1{,}14$; n.s.).

Das allgemeine „Gesundheits“verhalten (sportliche Aktivitäten, Rauchen) bleibt in beiden Gruppen unverändert.

5.2 Allgemeinbeschwerden, Befinden und Streßbewältigung

Da keine allgemeingültigen Aussagen darüber möglich sind, welche der mit Hilfe des Streßverarbeitungsbogens ermittelten Streßbewältigungsstrategien „günstige“ und welche „ungünstige“ Bewältigungsformen darstellen, ließen wir 4 psychologische Experten die Skalen aufgrund ihrer Augenscheinvalidität in solche einteilen, die nach den im Programm vermittelten Bewältigungsmaßnahmen eher als streßmildernd, und solche, die als eher streßverschärfend einzuschätzen sind. Folgende Subskalen wurden als streßverschärfend eingeschätzt: Selbstbeschuldigung, soziale Abkapselung, Resignation, Vermeidung, Selbstmitleid, körperliche Symptome, Pharmaka- und Genußmittelverbrauch und gedankliche Weiterbeschäftigung. Als streßmildernd wurden folgende Skalen angesehen: Projektion, Bagatellisierung, Ersatzbefriedigung, Bedürfnis nach Aussprache, Aggression nach außen, Ablenkung, Intellektualisierung, Selbstaufwertung durch Vergleich mit anderen und aktives Problemlösen. Diese Einteilung findet eine Bestätigung in der von Heim (1988) nach einer Literaturdurchsicht angegebenen Einteilung in geeignete und ungeeignete Bewältigungsstrategien bei körperlicher Krankheit. Je ein Summenwert aus den genannten Skalen für streßmildernde bzw. streßverschärfende Bewältigungsstrategien wurde zusammen mit dem Wert für Allgemeinbeschwerden (B-L) und für die Befindlichkeit in die multivariate Varianzanalyse der Daten aufgenommen. Vor der Untersuchung der Effekte auf der Ebene der einzelnen Variablen wurde eine multivariate Varianzanalyse (Manova) über die genannten 4 Variablen berechnet. Es ergibt sich eine signifikante Interaktion Gruppe × Zeit ($F = 5{,}75$; $df = 4{,}43$; $p < 0{,}01$). Der Effekt Zeit wird ebenfalls signifikant, sollte jedoch bei signifikanter Wechselwirkung nicht interpretiert werden (vgl. Schubö u.

Tabelle 1. Mittelwerte ($\bar{x}$) und Standardabweichungen (s) der Streßbewältigungsstrategien, des Befindens und der Allgemeinbeschwerden in der BG (n = 27) und der WG (n = 21) zu den beiden Meßzeitpunkten t_1 und t_2, sowie die Ergebnisse der univariaten Varianzanalysen

	BG		WG		Effekte		
	t_1 $\bar{x}$ (s)	t_2 $\bar{x}$ (s)	t_1 $\bar{x}$ (s)	t_2 $\bar{x}$ (s)	Haupteffekt „Gruppe"	Interaktion „Gruppe · Zeit"	Haupteffekt „Zeit"
Streßvermindernde Strategien	53,3 (15,8)	40,3 (14,5)	55,5 (19,9)	54,9 (23,4)	n.s.	< 0,01	< 0,01
Streßverschärfende Strategien	72,1 (18,0)	78,1 (12,0)	72,5 (15,2)	70,1 (15,8)	n.s.	< 0,05	n.s.
Befinden	13,0 (9,2)	9,6 (9,2)	15,1 (10,1)	14,5 (9,9)	n.s.	n.s.	n.s.
Beschwerden	25,5 (10,4)	19,7 (9,5)	24,3 (10,1)	22,0 (9,9)	n.s.	n.s.	< 0,01

Uehlinger 1984, S. 285). Ein Haupteffekt Gruppe kann nicht nachgewiesen werden (F = 1,27; df = 4,43; n.s.).

Tabelle 1 zeigt die Ergebnisse nachfolgend durchgeführter univariater Varianzanalysen der einzelnen Variablen (aufgrund fehlender Daten ist die Stichprobe geringfügig reduziert). Der Erfolg der Gruppenbehandlung besteht hiernach in
- einer Reduktion von streßverschärfenden Copingstrategien und
- einem Zuwachs an streßmildernden Strategien.

Beschwerden und Befinden ändern sich gleichermaßen in BG und WG und können somit nicht als Effekt des Programms interpretiert werden.

Da sich in den Summenwerten der streßverschärfend bzw. streßmildernd eingeschätzten Subskalen des Fragebogens zur Streßverarbeitung Veränderungen zeigen, erscheint es sinnvoll, die in den einzelnen Subskalen erfaßten Strategien einer univariaten Analyse zu unterziehen. Daher wurde auf der Ebene der einzelnen Subskalen mittels t-Tests für abhängige Stichproben geprüft, auf welche der Strategien die Veränderungen zurückzuführen sind. Auf dem 1%-Signifikanzniveau sind in der WG keinerlei Veränderungen signifikant. Dagegen verändern sich die folgenden Strategien im Verlauf des Programms bei den teilnehmenden Patienten in positiver Richtung: Selbstbeschuldigung, Resignation, körperliche Symptome, Pharmaka- und Genußmittelverbrauch sowie grüblerische gedankliche Weiterbeschäftigung mit einem Streßereignis. Unter den als streßmildernd eingestuften Strategien verändert sich lediglich die „Bagatellisierung".

5.3 Antihypertensive Medikation

Die im Verlauf des Gruppenprogramms von den behandelnden Ärzten vorgenommenen Veränderungen der antihypertensiven Medikation in BG und WG wurden zum Zeitpunkt t_2 dokumentiert.

Es ergeben sich signifikante Unterschiede zwischen BG und WG, wenn wir die Patienten mit Dosisreduktion oder Absetzen der Medikation (BG: n = 12; 46,2%; WG: n = 5; 20,0%) denen gegenüberstellen, bei denen die Medikation unverändert blieb, die Dosis gesteigert wurde oder ein Wechsel des Medikaments vorgenommen wurde (BG: n = 14; 53,8%; WG: n = 20; 80,0%; $\chi^2 = 3{,}923$; df = 1; $p < 0{,}05$).

Bei 3 Patienten aus der WG und keinem aus der BG wurde die Dosis gesteigert oder ein Medikament neu verordnet. Fünf Patienten der BG und 6 der WG wurden nicht medikamentös behandelt.

Ein Effekt des Gruppenprogramms auf die antihypertensive Medikation ist somit nachgewiesen.

5.4 Blutdruck

Um die über die Medikamentenreduktion hinausgehende Wirkung des Programms auf den Blutdruck zu untersuchen, wurden systolische und diastolische Blutdruckwerte einer multivariaten Varianzanalyse unterzogen. In der BG sinkt der Blutdruck im Mittel von 146,3 ($s = 17{,}1$) auf 138,2 ($s = 17{,}0$) mm Hg systolisch, der diastolische Wert von 92,3 ($s = 10{,}8$) auf 88,4 ($s = 14{,}1$) mm Hg. Die entsprechenden Werte in der WG zeigen eine Reduktion von 143,3 ($s = 18{,}8$)/96,1 ($s = 12{,}0$) auf 139,2 ($s = 16{,}4$)/89,0 ($s = 8{,}7$) mm Hg. Die multivariate Auswertung zeigt eine signifikante Veränderung in beiden Gruppen (F = 5,57; df = 2,59; $p < 0{,}01$); weder ein Gruppeneffekt (F = 1,10; df = 2,59; n.s.) noch die Interaktion von Gruppe und Zeit (F = 1,87; df = 2,59; n.s.) werden signifikant. Somit kann ein Einfluß der Gruppenbehandlung auf den Blutdruck nicht nachgewiesen werden.

5.5 Befragung der Teilnehmer zum Programm

Drei Monate nach t_2 wurden den Patienten der BG Fragebogen zugesandt. Die Patienten wurden gebeten, die Wirksamkeit der einzelnen Programmbausteine zu bewerten und anzugeben, wie häufig sie weiterhin Übungen durchführen.

Auf die Frage, welches Element des Programms ihnen am meisten geholfen habe, gaben 15 Patienten Entspannungsübungen an, 12 Patienten die Übungen zur Streßbewältigung. Lediglich 3 Patienten nannten in diesem Zusammenhang den aktiven Ausgleich für Belastungen. Auf die in offener Form gestellte Frage, was darüberhinaus geholfen habe, nannten 17 Patienten die Gespräche in der Gruppe bzw. den Austausch mit anderen Betroffenen.

Insgesamt wurde das Programm als gut beurteilt. Fünfundzwanzig Patienten würden es ohne Einschränkungen anderen Patienten weiterempfehlen, lediglich ein Patient würde das Programm nicht weiterempfehlen.

6 Ergebnisse der katamnestischen Untersuchung nach einem Jahr

6.1 Stichprobe

Im zeitlichen Abstand von 12 Monaten nach der 2. Untersuchung (t_2) wurden die Patienten aus BG und WG ein weiteres Mal befragt (Untersuchungszeitpunkt t_3). Von insgesamt 27 der ursprünglich 31 Patienten der BG sowie 14 der ursprünglich 31 Patienten der WG liegen sowohl Interviewdaten als auch die Fragebogenangaben zu den Beschwerden und zur Streßverarbeitung komplett vor. Mit 2 der Patienten der BG konnte kein Termin vereinbart werden, eine Patientin war verstorben (Opfer eines Autounfalls), ein Patient war ins Ausland verzogen. Der starke Rückgang der Patientenzahl in der WG ist z. T. darauf zurückzuführen, daß 6 Patienten in der Zwischenzeit vom behandelnden Arzt nach Abschluß der Gruppenbehandlung der Versuchsgruppe ebenfalls die Gruppenbehandlung angeboten worden war. Zwei Patienten wurden nicht mehr in der Praxis behandelt; mit einer Patientin konnte kein Termin vereinbart werden; 8 Patienten waren nicht bereit, sich für die Untersuchung ein weiteres Mal zur Verfügung zu stellen.

Wir ersetzen im folgenden den Begriff der Wartekontrollgruppe durch den der Vergleichsgruppe (VG), da es sich aufgrund der genannten Umstände zum Zeitpunkt t_3 nicht mehr um eine echte Kontrollgruppe handelt. Es gibt deutliche Hinweise darauf, daß die behandelnden Ärzte in individueller Beratung das Wissen um effektive Streßbewältigung auch an die Patienten der WG weitergegeben haben, selbst wenn sie an einem Gruppenprogramm nicht teilnahmen. Darüber hinaus ist zu vermuten, daß sich auch die Patienten der WG durch die wiederholte Befragung verstärkt mit Strategien der Streßbewältigung auseinandergesetzt haben. Daher ist diese Gruppe zum Zeitpunkt t_3 nicht als völlig frei von allen Behandlungseinflüssen zu sehen, die auf die Einführung des Programms in die Praxis zurückzuführen sind.

Die reduzierte Stichprobe unterscheidet sich jedoch von den Ausgangswerten der ursprünglichen nicht im Alter (BG: $\bar{x} = 44{,}7$, $s = 11{,}1$; WG: $\bar{x} = 52{,}9$, $s = 6{,}6$). Der Altersunterschied zwischen den beiden Gruppen ist allerdings für die reduzierten Stichproben signifikant ($t_{hom} = -2{,}51$; $p < 0{,}05$). Der Anteil der Frauen in der Behandlungsgruppe beträgt 37% (10) gegenüber 35,7% (5) in der VG. Dieser Unterschied ist nicht signifikant ($\chi^2 = 0{,}007$; df = 1; n.s.) Hinsichtlich Gewicht (BG: $\bar{x} = 77{,}1$; $s = 7{,}8$; VG: $\bar{x} = 79{,}9$; $s = 14{,}3$) bzw. Broca-Index (BG: $\bar{x} = 111{,}4$; $s = 12{,}4$; VG: $\bar{x} = 113{,}6$; $s = 9{,}1$) unterscheiden sich die Gruppen nicht voneinander.

Einen Kuraufenthalt von mindestens 4 Wochen (bei einem Patienten der VG 3 Wochen) in der Zeit zwischen t_2 und dem Katamnesezeitpunkt hatten 2 Patienten der BG (7,7%) gegenüber 5 Patienten der VG (35,7%). Damit hatte ein signifikant größerer Anteil der Patienten der VG als der Patienten der BG eine Kur verordnet erhalten und durchgeführt ($\chi^2 = 5{,}57$; df = 1; $p = 0{,}018$). Der Anteil an Patienten, die sich zwischenzeitlich aus verschiedenen Gründen einem stationären Krankenhausaufenthalt von mindestens einer Woche Dauer unterziehen mußten, lag bei 7,7% (2) in der BG gegenüber 29,4% (3), wobei je ein Patient der BG und einer der VG hierzu keine Angaben machte ($\chi^2 = 1{,}84$; df = 1; n.s.). Zwischenzeitlich durchgeführte Maßnahmen wie Teilnahme an Kursen in autogenem Training oder an anderen dem Programm „Entspannung und Streßbewältigung" vergleichbaren Behandlungsangeboten wurden nur von jeweils einem Patienten jeder Gruppe berichtet (3,8% bzw. 7,7%; $\chi^2 = 0{,}264$; df = 1; n.s.).

Danach gefragt, ob die erlebte Streßbelastung im beruflichen Bereich jetzt größer, geringer oder gleich sei im Vergleich zur Erstbefragung, gaben Patienten der BG gleichartige Veränderungen an wie die Patienten der VG (Wilcoxon-Vorzeichen-Rang-Test: $z = -0{,}352$; n.s.); das gleiche gilt für die Streßbelastung im privaten Bereich ($z = -0{,}236$; n.s.).

6.2 Psychologische Erfolgskriterien

Zum Katamnesezeitpunkt beurteilen 63,0% (17) der ehemaligen Gruppenteilnehmer ihren Gesundheitszustand als „gut" oder „sehr gut" gegenüber 50% (7) in der VG ($\chi^2 = 0{,}638$; df = 1; n.s.). Bemerkenswert ist, daß die Verteilung der Antworten auf die Kategorien „gut/sehr gut" und „befriedigend/weniger gut/schlecht" sich gegenüber den Angaben zum Zeitpunkt t_2 nicht verändert hat. Dies gilt auch für die Häufigkeit sportlicher Betätigungen. Es zeigt sich, daß 66,7% (17) der Patienten in der BG einmal in der Woche oder öfter Sport treiben gegenüber 50% (7) in der VG. Vor Beginn der Behandlung lag der Anteil in der BG bei 52%. Der zum Zeitpunkt t_2 gefundene und zum Katamnesezeitpunkt weiterhin stabil gebliebene Zuwachs an sportlichen Aktivitäten wird allerdings im Zwischengruppenvergleich nicht signifikant ($\chi^2 = 2{,}15$; df = 1; n.s.).

Der Anteil der Patienten, der nach eigenen Angaben weiterhin regelmäßig Blutdruckselbstmessungen durchführt, ist mit 92,6% in der BG signifikant größer als in der VG mit 57,1% ($\chi^2 = 7{,}38$, df = 1; $p < 0{,}01$).

Der Kochsalzverbrauch bei Tisch ist in der BG etwas niedriger als in der VG: 16 ehemalige Gruppenteilnehmer (59,3%) gegenüber 6 Patienten der VG (42,9%) salzen keine der genannten Lebensmittel oder warmen Speisen zusätzlich, wenngleich der Unterschied nicht signifikant wird ($\chi^2 = 0{,}997$; df = 1; n.s.).

In der BG führt der überwiegende Teil der Patienten nach eigenen Angaben weiterhin die im Programm vermittelten Übungen mindestens einmal pro Woche durch. Tabelle 2 gibt einen Summenscore an, in den für jeden Patienten alle Übungen eingingen, die mindestens einmal pro Woche oder sogar täglich ausgeführt werden.

Die hier unter „Übungen" zusammengefaßten Techniken umfassen: das Entspannungstraining in Lang- oder Kurzform, die Ganzkörperentspannung, beruhi-

Tabelle 2. Übungshäufigkeit während der Einjahreskatamnese

Anzahl der Übungen, die mind. einmal pro Woche durchgeführt werden	Anzahl der Patienten n [%]
0	1 (3,7)
1	1 (3,7)
2	4 (14,8)
3	2 (7,4)
4	12 (44,4)
5	5 (18,5)
6	2 (7,4)

Tabelle 3. Ausprägung der Allgemeinbeschwerden zu den 3 Meßzeitpunkten vor (t_1), nach (t_2) und ca. ein Jahr nach (t_3) der Behandlung, Mittelwerte ($\bar{x}$) und Standardabweichungen (s)

	t_1		t_2		t_3	
	$\bar{x}$	(s)	$\bar{x}$	(s)	$\bar{x}$	(s)
BG (n = 27)	26,5	(8,3)	20,8	(9,6)	17,7	(6,6)
VG (n = 14)	25,6	(8,8)	21,4	(9,4)	27,2	(14,4)

Tabelle 4. Ausprägung der streßverschärfenden Strategien zu den 3 Meßzeitpunkten vor (t_1), nach (t_2) und ca. ein Jahr nach (t_3) der Behandlung, Mittelwerte ($\bar{x}$) und Standardabweichungen (s)

	t_1		t_2		t_3	
	$\bar{x}$	(s)	$\bar{x}$	(s)	$\bar{x}$	(s)
BG (n = 27)	57,1	(15,2)	44,1	(18,3)	40,2	(12,6)
VG (n = 14)	55,2	(16,6)	52,1	(20,4)	53,1	(21,4)

Tabelle 5. Ausprägung der streßmildernden Strategien zu den 3 Meßzeitpunkten vor (t_1), nach (t_2) und ca. 1 Jahr nach (t_3) der Behandlung, Mittelwerte ($\bar{x}$) und Standardabweichungen (s)

	t_1		t_2		t_3	
	$\bar{x}$	(s)	$\bar{x}$	(s)	$\bar{x}$	(s)
BG (n = 27)	74,7	(15,8)	78,6	(9,8)	77,7	(11,0)
VG (n = 14)	77,1	(13,9)	74,8	(6,5)	74,2	(9,4)

gende und ermutigende Selbstinstruktionen, Forderungen anderer auch einmal ablehnen, um Unterstützung bitten und Ausgleich für Belastungen schaffen. Der Anteil von 70,3% der Patienten, der 4 oder mehr der im Programm erlernten Streßbewältigungsmaßnahmen nach Ablauf eines Jahres weiterhin mindestens einmal wöchentlich ausübt, ist beachtlich. Lediglich 2 Patienten (7,4%) geben keine bzw. nur eine Übung an, die sie regelmäßig durchführen.

Um den zeitlichen Verlauf der Veränderungen von Allgemeinbeschwerden sowie streßmildernden und streßverschärfenden Bewältigungsstrategien zu verdeutlichen, sind in den folgenden Tabellen 3-5 die Mittelwerte und Standardabweichungen der Variablen zu den 3 Untersuchungszeitpunkten dargestellt.

Das Ausmaß an Allgemeinbeschwerden (Beschwerdeliste B-L) sinkt zunächst in beiden Gruppen ab, steigt jedoch zum Katamnesezeitpunkt in der VG wieder etwa auf das Ausgangsniveau an, während es in der BG weiter absinkt. Als Hinweis auf die Bedeutsamkeit dieses Ergebnisses mag der Vergleich mit Werten dienen, die der Testautor angibt: Bei körperlich gesunden Personen betragen die Mittelwerte 13,5 bis 14,3 Rohwertpunkte. Für 86 Patienten mit verschiedenartigen körperlichen Krankheiten wird ein Mittelwert von 23,7 angegeben (von Zerssen 1976b). Für Männer gelten Werte von 19 und mehr als auffällig, für Frauen Werte von 24 und darüber. Da sich unsere Stichprobe zu ca. zwei Dritteln aus Männern zusammensetzt, kann der niedrigere der beiden Vergleichswerte herangezogen werden. Es zeigt sich, daß das Programm langfristig zu einer Reduktion der Allgemeinbeschwerden etwa auf das Niveau gesunder Personen führt. Die Vergleichspersonen zeigen in unserer Stichprobe zwar eine Reduzierung der Werte zum Zeitpunkt t_2, langfristig jedoch wieder einen Anstieg auf das Ausgangsniveau, etwa vergleichbar den Werten, die für Personen mit körperlichen Krankheiten vom Testautor angegeben werden.

Ein entsprechendes Bild zeigt die Analyse des Ausmaßes an streßverschärfenden Bewältigungsstrategien. Beide Gruppen haben ein vergleichbares Ausgangsniveau. Während beide Gruppen zum Zeitpunkt t_2 eine Verringerung an streßverschärfenden Strategien zeigen, ist die auf das Programm zurückzuführende Reduktion bereits größer und führt langfristig zu einem weiteren Absinken der Werte. Dagegen bleibt das Ausmaß an streßverschärfenden Strategien in der VG gleich.

Die Veränderung der streßmildernden Strategien ist insgesamt weniger ausgeprägt. Es findet sich eine für BG und VG gegenläufige Tendenz: Während die BG etwas geringere Ausgangswerte aufweist, nimmt der streßmildernde Umgang mit Belastungssituationen im Laufe der Gruppenarbeit zu und anschließend im Katamnesezeitraum nur unwesentlich ab. Dagegen weist die VG zum Zeitpunkt t_2 eine Abnahme von einem im Vergleich zur BG etwas höheren Ausgangsniveau auf; zum Katamnesezeitpunkt zeigen sich keine wesentlichen Veränderungen.

Das Katamneseinterview schloß mit der offenen Frage „Möchten Sie uns noch etwas zu den langfristigen Wirkungen des Programms mitteilen, das bisher noch nicht angesprochen worden ist?“ Im folgenden wird ein Überblick über die Antworten gegeben. Da Mehrfachnennungen auftreten, beziehen sich die folgenden Angaben auf 52 Aussagen, wobei 5 Patienten auf ergänzende Angaben verzichteten. In 25 Antworten (48%) werden die langfristigen Effekte in einem allgemeinen Sinn als positiv bewertet (z.B. „das Programm war gut“; „das Programm hat mir sehr gut getan“; „ich bin froh, daß ich teilgenommen habe“). Davon beziehen sich 5 Antworten auf eine größere Ausgeglichenheit, die sich als Folge des Programms einstellte; 7 Antworten nennen explizit die langfristig weiterbestehende positive Wirkung. Die übrigen Antworten beziehen sich auf die im Programm vermittelten Techniken: Verbesserter Umgang mit Stress wird in 10 Antworten (20%) genannt (z.B. „ich kann Stress besser bewältigen“; „ich gebe Arbeiten auch mal ab“; „ich habe gemerkt, daß ich mich besser durchsetzen muß“). Die Informationen, die im Programm vermittelt wurden, insbesondere über Bluthochdruck, werden von 7 Patienten (13%) positiv hervorgehoben; 3 Patienten (6%) haben nach ihren Aussagen vor allem von den Entspannungsübungen profitiert, jeweils 2 weitere (je 4%) von dem Ausgleich für Belastungen sowie von den Gruppengesprächen. Der Wunsch nach einer Fortsetzung oder Wiederholung des Programms wird von 2 (4%) Patienten geäußert.

6.3 Medizinische Erfolgskriterien

Ein wesentliches Ziel des Programms besteht in der Reduktion der zur Blutdruckbehandlung erforderlichen Medikation. Tabelle 6 zeigt die Häufigkeiten von gleichgebliebener Medikation, Medikamentenreduktion, Absetzen der Medikation sowie Dosisreduktion bei gleichem Medikament. Angegeben ist jeweils ein Vergleich der Angaben zur Medikation zwischen den Zeitpunkten t_1 und t_2 sowie (zur Veranschaulichung der langfristigen Veränderungen) zwischen t_1 und t_3.

Tabelle 6. Prozentsatz der Medikamentenänderungen in BG und VG

	BG		VG	
Zeitraum:	t_1–t_2	t_1–t_3	t_1–t_2	t_1–t_3
Medikament gleich	9 (39,1%)	8 (34,8%)	10 (90,9%)	7 (63,6%)
Medikament gewechselt	1 (4,3%)	1 (4,3%)	–	1 (9,1%)
Neuverordnung/ Dosiserhöhung	1 (4,3%)	1 (4,3%)	1 (9,1%)	1 (9,1%)
Medikament abgesetzt	10 (43,5%)	12 (52,2%)	–	2 (18,2%)
Dosis verringert	2 (8,7%)	1 (4,3%)	–	–
n	23	23	11	11
Ohne Medikation	4	4	3	3

Es zeigt sich recht eindrucksvoll, daß in der BG zum Zeitpunkt t_2 bei 52,2% der Patienten die Medikation abgesetzt oder die Dosis reduziert werden konnte gegenüber lediglich einer Neuverordnung (4,3%). Betrachtet man die Medikation zum Katamnesezeitpunkt, so steigt der Anteil der Patienten, die keine Blutdruckmedikation mehr benötigen, oder bei denen die Dosis reduziert werden konnte, auf 56,5% an. Demgegenüber war eine Dosisreduktion bzw. ein Absetzen des Medikaments in der VG zum Zeitpunkt t_2 nicht zu verzeichnen; zum Katamnesezeitpunkt war nur bei 2 Patienten (18,2%) die Medikation abgesetzt worden.

Zur Beurteilung der Effekte des Programms auf den Blutdruck ist von Interesse, wie sich Gruppenbehandlung und Medikamentenreduktion auf den Blutdruck auswirken. Wie die Werte zu den 3 Untersuchungszeitpunkten (vgl. Tabelle 7) zeigen, handelt es sich bei beiden Stichproben um relativ gut eingestellte Hypertoniker, deren Blutdruck im Mittel im unteren Bereich der als grenzwertig zu klassifizierenden bzw. im oberen Bereich der als normoton einzustufenden Werte liegen.

Ein Vergleich der systolischen und diastolischen Blutdruckwerte in der zum Katamnesezeitpunkt reduzierten Stichprobe zeigt: Der systolische Blutdruckwert sinkt zum Zeitpunkt t_2 in der BG um 10 mm Hg ab und steigt zum Zeitpunkt t_3 hin

Tabelle 7. Mittelwerte ($\bar{x}$) und Standardabweichungen (s) des Blutdrucks vor (t_1), nach (t_2) und 1 Jahr nach (t_3) der Gruppenbehandlung

	t_1		t_2		t_3	
	$\bar{x}$	(s)	$\bar{x}$	(s)	$\bar{x}$	(s)
Systolischer Blutdruck						
BG (n = 27)	147,2	(17,5)	137,6	(11,2)	142,6	(13,0)
VG (n = 14)	137,4	(14,5)	133,3	(16,6)	141,6	(25,4)
Diastolischer Blutdruck						
BG (n = 27)	91,1	(8,7)	87,2	(8,0)	89,8	(7,6)
VG (n = 14)	98,3	(10,3)	86,7	(10,3)	88,8	(8,9)

um durchschnittlich etwa 5 mm Hg an. In der VG sinkt der Wert von einem (allerdings deutlich niedrigeren) Ausgangsniveau um 5 mm Hg ab, steigt jedoch erneut auf einen Wert an, der zum Katamnesezeitpunkt dem der BG vergleichbar ist.

Der diastolische Ausgangswert ist höher in der VG. In beiden Gruppen sinken die durchschnittlichen Werte, deutlicher allerdings in der VG. Ein erneuter leichter Anstieg ist zum Katamnesezeitpunkt zu beobachten. Insgesamt läßt sich ein Einfluß der Gruppenarbeit auf das Blutdruckniveau nicht nachweisen.

7 Diskussion

Das Streßbewältigungsprogramm resultiert in
- einer Verbesserung des Gesundheitszustands, die sich auch im Abstand von etwa einem Jahr noch nachweisen läßt;
- einer Verringerung der Allgemeinbeschwerden mit der Tendenz zu weiterer Abnahme über einen Zeitraum von einem Jahr;
- einer Verringerung streßverschärfender Bewältigungsstrategien, die sich langfristig fortsetzt;
- einer - allerdings geringfügigen - Zunahme streßmildernder Bewältigungsstrategien;
- einer Veränderung des Verhaltens und Erlebens in Richtung „Entspannung, Gelassenheit und Optimismus";

sowie
- einer Reduktion der antihypertensiven Medikation und
- einer Verringerung verordneter Kuraufenthalte.

In den katamnestischen Untersuchungen zeigten sich demgegenüber zwischen BG und VG keine Unterschiede hinsichtlich
- des Gesundheitsverhaltens und
- der Blutdruckwerte.

Somit erweist sich das Programm als erfolgreich hinsichtlich eines verbesserten Umgangs mit Streßbelastung, eines verbesserten gesundheitlichen Befindens, einer Verringerung der Allgemeinbeschwerden sowie der erforderlichen antihypertensiven Medikation. Effekte hinsichtlich der Blutdruckwerte konnten nicht nachgewiesen werden, da die Veränderungen in beiden Gruppen vergleichbar sind, bzw. - betrachtet man die Veränderungen in den reduzierten Stichproben zum Katamnesezeitpunkt - sowohl für systolische als auch für diastolische Werte in BG und VG tendenziell gegenläufig sind. Bei der Bewertung der Blutdruckveränderung ist jedoch zu beachten, daß (abgesehen von 5 Patienten der BG und 8 Patienten der VG, die keine Antihypertensiva erhielten) alle Patienten medikamentös gut eingestellt waren. Dies zeigen die vor Beginn der Gruppenbehandlung gemessenen im unteren grenzwertigen bzw. oberen Normbereich liegenden Mittelwerte. Daher ist eine weitere über die medikamentöse Blutdrucksenkung hinausgehende Reduktion der Werte schwierig zu erreichen. In einer solchen Situation sollte der Erfolg der Arbeit eher in einer Veränderung der Medikation gesucht werden. Unter diesem Aspekt ist die Tatsache, daß bei über 40% (knapp 60% in der reduzierten Stichprobe zum Katamnesezeitpunkt) die Medikation abgesetzt oder verringert werden konnte, sehr beeindruckend. Für die Patienten der VG kann ein annähernd vergleichbarer Effekt nicht nachgewiesen werden. Auch in einer Studie von Blanchard et al. (1986) wird über eine Verringerung der Medikation berichtet. Fünfunddreißig Prozent der Hypertoniepatienten, die mit mindestens 2 antihypertensiv wirkenden Präparaten behandelt wurden, konnten als Resultat eines Hauttemperatur-Biofeedback-Trainings jeweils das 2. Medikament absetzen. Dieser Effekt blieb auch 12 Monate nach Abschluß des Trainings unverändert. In dem Gruppenprogramm für übergewichtige Hypertoniker konnte nach einer Gewichtsreduktion von im Schnitt 5–6 kg neben einer Blutdruckreduktion von durchschnittlich ca. 9,0 mm Hg systolisch und 5,7 mm Hg diastolisch eine Reduktion der Medikation bzw. das Absetzen des Medikaments bei 30% der Patienten erzielt werden (Basler 1987). Unabhängig von der Veränderung der Medikation war die Blutdruckreduktion umso stärker, je mehr die Patienten an Gewicht angenommen hatten.

In einer randomisierten kontrollierten Studie konnten Patel u. Marmot (1987) zeigen, daß ein Entspannungs- und Streßbewältigungstraining zu einer klinisch bedeutsamen Blutdruckreduktion führte, die über einen Beobachtungszeitraum von 4 Jahren hinweg aufrechterhalten werden konnte. Patienten, die die erlernten Entspannungsübungen und kognitiven Strategien im Alltag langfristig zur Bewältigung von Streßsituationen nutzten, wiesen in der Katamnese eine größere Reduktion auf als diejenigen, die die Techniken nicht weiterhin einsetzten. Die Teilnehmer am Streßbewältigungstraining berichteten darüberhinaus von signifikanten Verbesserungen hinsichtlich ihrer Beziehungen am Arbeitsplatz, ihres allgemeinen Gesundheitszustands, ihrer Lebensfreude und ihrer Beziehungen zu Freunden und der Familie verglichen mit den Kontrollpersonen.

Die Wirksamkeit von Entspannungs- und Streßmanagementtraining kann inzwischen durch unsere und andere Studien als gut belegt gelten. Sie zeigt sich nicht nur in einer Verbesserung der Lebensqualität, sondern trägt darüberhinaus wesentlich zu einer Optimierung der Versorgung der Hypertoniepatienten bei, indem sie hilft, Antihypertensiva einzusparen und damit mögliche Nebenwirkungen der Medikamente auf ein Minimum zu reduzieren.

Die Medikamentenreduktion, die sich im Laufe der Gruppenbehandlung einstellt und nach Ablauf des Katamnesezeitraums von einem Jahr weiterhin nachweisbar ist, erscheint umso beachtlicher, wenn man bedenkt, daß durch häufigere Kuraufenthalte in der Vergleichsgruppe ein solcher Effekt nicht erzielt werden konnte. So war im Katamnesezeitraum bei 35,7% der VG gegenüber lediglich 7% der BG eine Kurmaßnahme eingeleitet worden. Zwar sollten die unterschiedlichen Häufigkeiten trotz der statistischen Absicherung wegen der geringen Stichprobengröße zum Katamnesezeitpunkt nicht überbewertet werden, beachtlich ist aber dennoch, daß die BG trotz seltener Kuraufenthalte ein besseres Allgemeinbefinden angibt als die VG. Wenn offensichtlich durch die Gruppenbehandlung die Häufigkeit der Aufenthalte in Rehabilitationseinrichtungen verringert werden kann, wenn darüberhinaus auch noch die Lebensqualität ansteigt und die Medikation eingespart werden kann, so ist dies auch unter Kostengesichtspunkten als Erfolg des Programms zu werten.

In der VG finden sich zum Zeitpunkt t_2 bei Blutdruckwerten, dem Befinden und den Allgemeinbeschwerden sowie den streßverschärfenden Strategien positive

Veränderungen, die sich jedoch anschließend umkehren und zum Katamnesezeitpunkt wieder zum Ausgangsniveau zurückkehren. In einer Literaturübersicht über Forschungsergebnisse zu Entspannung und Biofeedbacktraining für Hypertoniepatienten berichten Jacob et al. (1987) über eine Reihe von Studien, in denen eine ähnliche Blutdruckreduktion in Versuchs- und Kontrollgruppe nach Abschluß der Maßnahmen festgestellt wurde. Die Autoren führen dies auf verschiedene Effekte zurück: Zum einen kann es sich um ein statistisches Problem handeln, nämlich die Regression zum Mittelwert. Sie wird dann wahrscheinlich, wenn Personen zu einem Zeitpunkt für eine Studie ausgewählt werden, zu dem ihr Blutdruck gerade einen individuellen Maximalwert aufweist. Änderungen des Blutdrucks werden dann eher in die untere als in die obere Richtung wahrscheinlich, allein schon deswegen, weil der Blutdruckvariation biologische Grenzen gesetzt sind. Damit liegt der Mittelwert bei auf diese Weise ausgewählten Patienten auch ohne irgendeine Form von Behandlung zu einem späteren Zeitpunkt niedriger als zum Zeitpunkt der „extremen Werte". Dieser Effekt wird in unserer Studie wahrscheinlich keine bedeutsame Rolle spielen, da die Blutdruckeinstellung der Hypertoniker bereits relativ gut war. Zum anderen können auch unspezifische Faktoren wirksam werden. Das ist z. B. der Fall, wenn der behandelnde Arzt sein Wissen nicht nur den Gruppenteilnehmern vermittelt, sondern auch in individuellen Beratungsgesprächen an die Patienten der Kontrollgruppe weitergibt.

Dieser Sachverhalt könnte in unserer Studie vorliegen. Umso beachtenswerter ist es, daß sich die Medikamentenreduktion nicht in der VG wohl aber in der BG zeigte und über den Zeitraum von einem Jahr hinweg stabil blieb.

Ähnliches wird bei der Verringerung der Allgemeinbeschwerden und der Verbesserung des Umgangs mit Streßbelastung deutlich.

Dafür, daß es gelungen ist, das Erlernte im Alltag zu verankern, spricht die vergleichsweise hohe Zahl solcher Patienten, die weiterhin die Übungen bzw. die Maßnahmen zur Streßbewältigung durchführen. Die deutlich positive Bewertung des Programms und die geringe Zahl der Abbrecher weisen auf eine hohe Akzeptanz des Programms hin. Wegen der nachgewiesenen Effektivität sollte es daher weiter in der allgemeinärztlichen Versorgung streßbelasteter essentieller Hypertoniker eingesetzt werden.

Literatur

Basler HD (1986a) Entspannung und Streßbewältigung - ein Trainingsprogramm für essentielle Hypertoniker. Allgemeinmedizin 15: 187-193

Basler HD (1986b) Die Prävention von Koronarerkrankungen in der allgemeinärztlichen Praxis - ein gesundheitspolitisch relevantes Kooperationsmodell zwischen Universität und Industrie. In: Nöldner K, Kreuter K, Kreuter H (Hrsg) Medizin - Gesundheit - Politik. Prävention als interdisziplinäre Aufgabe. Deutscher Ärzte-Verlag, Köln, S 155-170

Basler HD (1987) „Hypertonie im Gespräch" - Ergebnisse eines bundesweiten Einsatzes des Gruppenprogramms für adipöse essentielle Hypertoniker. MMW 129: 703-705

Basler HD, Brinkmeier U, Buser K, Haehn KD, Mölders-Kober R (1985) Psychological group treatment of obese essential hypertensives by lay therapists in rural general practice settings. Psychosom Res 29: 383-391

Blanchard EB, McCoy GC, Musso A et al. (1986) A controlled comparison of thermal biofeedback and relaxation training in the treatment of essential hypertension: I Short-term and long-term outcome. Behav Ther 17: 563-579

Crowther JH (1983) Stress management training and relaxation imagery in the treatment of essential hypertension. J Behav Med 8: 169-187
Erdmann G, Janke W, Boucsein W (1987) Der Streßverarbeitungsfragebogen. Ärztl Prax 15: 1208-1210
Haag G, Larbig W, Birbaumer N (1982) Psychologische Verfahren zur Behandlung der essentiellen Hypertonie. In: Vaitl D (Hrsg) Essentielle Hypertonie. Springer, Berlin Heidelberg New York, S 203-223
Hatch JP, Klatt KD, Supik JD, Rios N (1985) Combined behavioral and pharmacological treatment of essential hypertension. Biofeedback Self Regul 10: 119-138
Heim E (1988) Coping und Adaptivität: Gibt es geeignetes oder ungeeignetes Coping? Psychother Psychosom Med Psychol 38: 8-18
Hodapp V, Weyer G (1982) Zur Streß-Hypothese der essentiellen Hypertonie. In: Vaitl D (Hrsg) Essentielle Hypertonie. Springer, Berlin Heidelberg New York, S 112-139
Hoelscher T, Lichstein KL, Rosenthal TL (1986) Home relaxation practice in hypertension treatment: Objective assessment and compliance induction. J Consult Clin Psychol 54: 217-221
Irvine MJ, Johnston DW, Jenner DA, Marie GV (1986) Relaxation and stress management in the treatment of essential hypertension. J Psychosom Res 30: 437-450
Jacob RG, Wing R, Shapiro AP (1987) The behavioral treatment of hypertension: long-term effects. Behav Ther 18: 325-352
Jaekel H, Basler HD (1985) Verhaltenstherapie mit Gruppen normalgewichtiger essentieller Hypertoniker in der Allgemeinpraxis. Psychother Psychosom Med Psychol 35: 219-224
Janke W, Erdmann G, Boucsein W (1978) Der Streßverarbeitungsbogen. Ärztl Prax 38: 1208-1210
Johnston DW (1985) Psychological interventions in cardiovascular disease. Psychosom Res 29: 447-456
Jorgensen RS, Houston BK, Zurawski RM (1981) Anxiety management training in the treatment of essential hypertension. Behav Res Ther 19: 467-474
Kallinke D, Kulick B, Heim P (1982) Psychologische Behandlungsmöglichkeiten bei essentiellen Hypertonikern. In: Köhle K (Hrsg) Zur Psychosomatik von Herz-Kreislauf-Erkrankungen. Springer, Berlin Heidelberg New York, S 75-93
Kaluza G, Basler HD (1986) Entwicklung und Evaluation eines Programms zur Streßbewältigung. Abschlußbericht. Bundeszentrale für gesundheitliche Aufklärung, Köln
Knispel M (1982) Vegetative Labilität, subjektives Belastungserleben und Möglichkeiten der Streßbewältigung bei Migränikern - eine vergleichende Studie. Unveröffentl. Diplomarbeit, Marburg
Knox S, Thorell T, Malmberg BG, Lindqvist R (1986) Stress management in the treatment of essential hypertension in primary health care. Scand J Primary Health Care 4: 175-181
Küchler P (1984) Streßbewältigung bei Migräne. Unveröffentl. Diplomarbeit, Marburg
Lazarus PS (1967) Stress theory and psychophysiological research. In: Levi L (ed) Emotional stress. Karger, Basel
Linden W (1983) Psychologische Perspektiven des Bluthochdrucks. Karger, Basel
Malchow H, Neumeister H, Nüssel E, Bergdolt H, Ebschner KJ (1984) Prävention in der Praxis. Münchner Wissenschaftliche Publikationen, München
Patel C, Marmot MG (1987) Stress management, blood pressure and quality of life. J Hypertens [Suppl] 5: 21-28
Schubö W, Uehlinger HM (1984) SPSS^{x}. Handbuch der Programmversion 2. Gustav Fischer, Stuttgart New York
Shapiro D, Goldstein IB (1980) Verhaltensmuster und ihre Beziehung zur Hypertonie. In: Rosenthal J (Hrsg) Arterielle Hypertonie. Springer, Berlin Heidelberg New York, S 12-25
Weder AB, Julius S (1985) Behavior, blood pressure variability and hypertension. Psychosom Med 47: 406-412
Zerssen D von (1976a) Die Befindlichkeits-Skala. Beltz, Weinheim
Zerssen D von (1976b) Die Beschwerden-Liste. Beltz, Weinheim
Zielke M, Kopf-Mehnert C (1978) Veränderungsfragebogen des Erlebens und Verhaltens. Beltz, Weinheim
Zurawski RM, Smith TW, Houston BK (1987) Stress management for essential hypertension: comparison with a minimally effective treatment, predictors of response to treatment, and effects on reactivity. J Psychosom Res 31: 453-462

Gruppenarbeit mit essentiellen Hypertonikern – ein Erfahrungsbericht aus der Praxis

B. Müller-Wittig

Im folgenden möchte ich über Erfahrungen berichten, die ich in meiner internistischen Praxis in den letzten Jahren mit Gruppenarbeit mit körperlich Kranken gemacht habe. Bei den Gruppen mit essentiellen Hypertonikern handelt es sich einmal um Übergewichtige, bei denen durch Gewichtsabnahme eine bessere Blutdruckeinstellung erreicht werden soll, und um normalgewichtige Hochdruckpatienten, bei denen die Streßbewältigung im Vordergrund der Gruppenarbeit steht. Da in den beiden vorausgegangenen Beiträgen Ergebnisse aus der wissenschaftlichen Begleitforschung und statistischen Auswertung vorgetragen wurden, darf ich mich auf einen Erfahrungsbericht beschränken. Dies bedingt naturgemäß, daß das eine oder andere mehr anekdotischen Charakter hat, was natürlich nicht den Anspruch auf Allgemeingültigkeit erhebt, aber bestimmte, wahrscheinlich häufig vorkommende Situationen doch ganz gut beleuchten kann.

Bekanntermaßen bringt arterieller Bluthochdruck viele Jahre lang keine Beschwerden mit sich. Dementsprechend sind viele Hochdruckpatienten nur schwer zu einer medikamentösen Dauerbehandlung zu motivieren. Gelingt dies schließlich vor allem unter dem Eindruck der zu erwartenden Folgeschäden einer unbehandelten Hypertonie, so baut sich die nächste Hemmschwelle einer medikamentösen Behandlung nach dem Studium des Beipackzettels auf. Typisches, wenn vielleicht auch extremes Beispiel: Nachts um 01.30 Uhr klingelt das Telefon. Eine Patientin klagt über heftige Übelkeit und Brechreiz. Ich erkläre ihr, daß das möglicherweise von dem am Vortag verordneten Präparat kommen kann. Sie unterbricht mich und sagt, das Präparat habe sie gar nicht genommen, die Beschwerden bestünden, seitdem sie den Beipackzettel gelesen habe.

Solche im Ansatz sicher richtigen Bedenken vor einer medikamentösen Dauertherapie und ihren möglichen Nebenwirkungen stellen für mich einen günstigen Einstieg für das Angebot einer nicht medikamentösen Therapie auf der Basis geeigneter Verhaltensänderungen dar. Die meisten der angesprochenen Patienten sind sehr interessiert und auch bereit, ihr Eßverhalten und ihre Lebensführung zu ändern. Meiner Meinung nach vor allem wegen einer großen Skepsis, manchmal auch einer regelrechten Angst vor den Nebenwirkungen einer jahrelangen Behandlung mit Medikamenten.

Die von Basler und Mitarbeitern entwickelten Programme „Hypertonie im Gespräch" erlauben es niedergelassenen Ärzten und deren Personal, solche Methoden der Verhaltensänderungen in der Praxis dem Patienten in Gruppenarbeit zu vermitteln.

Seit 3 Jahren wird in unserer Praxis von einer nichtärztlichen Mitarbeiterin eine Gruppe „Hypertonie und Übergewicht" sowie von mir eine zweite „Hypertonie und Streß" durchgeführt. Die Gruppenarbeit umfaßt einen Zeitraum von einem viertel Jahr mit wöchentlichen Sitzungen von etwa 1½- maximal 2 Stunden.

Welches sind nun die Ziele des Programmes?
1) Vertiefung des hypertonierelevanten Gesundheitswissens,
2) Reduktion des Salzkonsums,
3) Förderung der Medikamenteneinnahmezuverlässigkeit (Compliance),
4) Gewichtsreduktion bzw.
5) Reduktion von Streß durch
   - Entspannung,
   - Belastungsausgleich,
   - Veränderung von inneren Einstellungen,
   - Veränderungen des Verhaltens.

Thematisch könnte man somit 2 Schwerpunkte setzen: der informatorische und der verhaltenstherapeutische Teil.

Der informative Teil enthält Arztvorträge zu den Themen
- „Wie entsteht Bluthochdruck?",
- „Medikamente gegen Bluthochdruck und deren eventuelle Nebenwirkungen",
- „Salz und Bluthochdruck".

Für den Arzt oder den nichtärztlichen Gruppenleiter ist das Ziel dieser Arbeit eine nichtmedikamentöse Senkung des Blutdruckes oder zumindest eine Reduktion der Blutdruckmedikation, der Teilnehmer hat andere Ziele. Er möchte entweder an Gewicht abnehmen und/oder lernen, seinen individuellen Streß zu bewältigen.

Methodisch werden Ansätze aus der Verhaltenstherapie in die Gruppenarbeit eingebracht. Sie sei hier nur stichwortartig skizziert. Man nutzt Elemente des Rollenspiels: Stichwort für die Adipositasgruppe ist „Ablehntraining in Bezug auf Kaffee und Kuchen", in der Streßgruppe: Rollenspiel von alltäglichen Streßsituationen des Einzelnen und durch das Rollenspiel Entwicklung von Lösungsmöglichkeiten innerhalb der Gruppe. Sehr wichtig für die Adipositasgruppe erscheint mir das Erlernen der Selbstbeobachtung durch zeitweises Führen von sog. Selbstbeobachtungsbögen, wobei dem Patienten erstmals das eigene Eßverhalten bewußt wird. Darauf kann dann die Änderung des Eßverhaltens aufbauen. Ein drastisches Beispiel: Eine Patientin hält die Führung eines solchen Bogens in ihrem Fall für nicht erforderlich, da sie ohnehin nur 1000 Kalorien am Tag zu sich nehmen würde. Nachdem sie 2 Wochen den Selbstbeobachtungsbogen geführt hat, kommt sie etwas erschüttert und kleinlaut zur Gruppenstunde und berichtet fassungslos, daß sie in Wirklichkeit über 3000 Kalorien täglich zu sich genommen hätte. Auf solchen Erfahrungen aufbauend ist es dann einfacher, das Eßverhalten zu ändern.

Einen weiteren Schwerpunkt stellt - mit unterschiedlicher Gewichtung - das Erlernen einer Entspannungsmethode dar. Hier wird nicht das autogene Training, das in dieser Zeit nicht zu erlernen wäre, sondern die Muskelentspannungsmethode nach Jacobson vermittelt. Dem Patienten stehen dabei für das tägliche Üben zu Hause entsprechende Kassetten zur Verfügung. Erlernt wird neben einer

Langform der Muskelentspannung auch eine im Alltag gut anwendbare Kurzform. Die Kassette stellt nur ein Hilfsmittel zu Beginn des Kurses dar. Ziel ist es, daß der Patient in die Lage versetzt wird, selbständig durch Autosuggestion im Alltag zeitlich nach - unter Umständen auch während - Streßsituationen entspannen zu können.

In der Gruppenarbeit wird versucht, dem Patienten innere Einstellungen deutlich zu machen und ihm mit Hilfe der Gruppe Lösungsmöglichkeiten für eine Veränderung an die Hand zu geben. Dabei hat der Gruppenleiter eine mehr steuernde Funktion, während die Patienten miteinander Lösungen erarbeiten.

Ein weiterer Schwerpunkt in beiden Gruppen ist der Belastungsausgleich. Der Patient erhält als Anregung dazu einen Freizeitkalender. Hier sind zahlreiche Vorschläge des Entspannungsausgleiches z. B. auf sportlichem oder musischem Gebiet aufgelistet. Zunächst beziehen viele Patienten ihre Streßsituationen nur auf den beruflichen Alltag. In diesem Zusammenhang wird herausgearbeitet, daß möglicherweise die Streßbelastung in der Familie oder in der Freizeitgestaltung (Stichwort: „Vereinsmeierei") der beruflichen Belastung manchmal als gleichrangig, wenn nicht noch höher anzusetzen ist.

Es sei noch erwähnt, daß der Patient seinen Blutdruck täglich mißt und in einen Kalender einträgt. Dadurch ist es möglich, ihm Zusammenhänge zwischen Streßsituationen und Blutdruckspitzen erkennbar zu machen.

Man könnte die Thematik der Gruppenarbeit in drei Abschnitte aufteilen:
1) die erkennende Phase,
2) die verändernde Phase,
3) die stabilisierende Phase.

Die Akzeptanz der Programme ist hoch. Für die Adipositasgruppe besteht bereits seit einiger Zeit eine Warteliste. Die Erfolge sind unterschiedlich. Ich möchte die Bandbreite an 2 Extremen deutlich machen: Eine Patientin hat überhaupt nicht abgenommen und mir damit beweisen wollen, daß ihr Übergewicht an der Drüsenkrankheit ihrer Familie läge. Eine andere Patientin hat während der Gruppenarbeit 12 kg und ein Jahr später insgesamt 23 kg abgenommen und hält dieses Gewicht seither. Der Anstieg der Lebensfreude ist vielleicht für einen Normalgewichtigen nicht so recht einzuschätzen. Für die Patientin haben kleine Freuden wie die Tatsache, daß sie sich wieder traut, die Sauna zu besuchen oder daß sie jetzt ohne Mantel Skilanglauf unternehmen kann, enorme Bedeutung.

Die Ergebnisse in der „Streßgruppe" sind natürlich nicht in Maß und Zahl darstellbar. Der allgemeine Tenor ist jedoch, daß die Gruppe dazu geführt hat, daß der Patient einmal ernsthaft und länger über seine beruflichen und privaten Streßsituationen nachdenkt und überlegt, ob er für sein weiteres Leben nicht doch andere Prioritäten setzen will.

Bei einer ganzen Reihe von Patienten ist es möglich, durch die Gewichtsabnahme und die bessere Streßbewältigung die Hochdruckmedikation zu reduzieren, in Einzelfällen auch ganz abzusetzen. Was diesen Aspekt betrifft, so muß der Arzt die Patienten besonders betreuen. Unsere nunmehr fast 4jährigen Erfahrungen mit diesen Programmen haben gezeigt, daß die Patienten einer langfristigen regelmäßigen Führung durch den Arzt bedürfen. Gerade in den Streßgruppen gibt es Patienten, die nach der Teilnahme an einer Gruppe der Meinung sind, nun über soviel Informationen zu verfügen, daß sie sich selbst behandeln können, zumindest was den Blutdruck angeht. Allein vom Organisatorischen bestehen Probleme, die Gruppenarbeit langfristig zu festigen. Unsere Versuche, daß die einzelnen Gruppen die Arbeit in Eigenregie in der Art einer Selbsthilfegruppe weiterführen, waren bisher nicht sehr erfolgreich. Wir bieten deshalb seit einiger Zeit Nachsorgetreffen mit dem Gruppenleiter an. Durch eine Praxiserweiterung haben wir jetzt auch einen eigenen Gruppenraum geschaffen. Es erscheint wichtig, daß die Patienten sich doch auch nach Ablauf der Gruppe in einigermaßen regelmäßigen, zum Beispiel in monatlichen Abständen treffen, um ihre Motivation gegenseitig zu stärken.

Die Gruppenarbeit mit körperlich Kranken stellt in meinen Augen eine interessante und für den Arzt sehr befriedigende Erweiterung des Spektrums seiner therapeutischen Angebote dar. Überraschend für uns war immer wieder die Bereitschaft vieler Patienten, auch ganz persönliche Dinge im Gruppengespräch einzubringen. Ich habe gelegentlich in der Gruppe Dinge gehört, die einzelne Patienten im Laufe einer 10jährigen Betreuung in der Praxis im Sprechzimmer noch nicht geäußert hatten.

Zum Schluß sollte man auch an den wirtschaftlichen Effekt dieser Gruppenarbeit denken. In einer Ausgabe vom November 86 wird im Deutschen Ärzteblatt berichtet, daß inzwischen jede 11. Mark im Arzneimittelsektor zur medikamentösen Hochdruckbehandlung aufgewendet wird. Außerdem kommen in den letzten Jahren ständig neue, teilweise auch bessere und auf jeden Fall teuere Hochdruckmedikamente – ich denke z. B. an die ACE-Hemmer – auf den Markt. Damit wird dieser Bericht eindeutig belegt.

Wichtig ist auch, daß die Gruppenarbeit den Patienten stärker mit der Arztpraxis verbindet. Viele Patienten erkennen dankbar das zusätzliche Angebot der Praxis an. Manche wissen auch, daß es bisher keine adäquate Abrechnungsmöglichkeit für diese Arbeit gibt. Dies gilt auch für die neue Gebührenordnung EMB. Es ist unverständlich, daß im Rahmen der jetzt favorisierten „sprechenden Medizin" keine Gebührenziffer für die Gruppenarbeit für körperlich Kranke geschaffen wurde. Es ist allerdings zu erwarten, daß solche Abrechnungsziffern doch noch eingeführt werden, nachdem der Wert präventiver Maßnahmen auch von den Kostenträgern allmählich anerkannt wird. In diesem Zusammenhang sollte im Hinblick auf die zunehmende Arztdichte im niedergelassenen Bereich der Aspekt der Praxisbindung des Patienten nicht unterschätzt werden.

Die Gruppenarbeit mit Hochdruckpatienten hat sich mir als wertvolle, effektive und für Patienten und Arzt als zufriedenstellende Erweiterung des therapeutischen Spektrums erwiesen. Nach weiteren Erfahrungen mit Gruppenarbeit mit körperlich Kranken anderer Art wie z. B. mit koronarer Herzerkrankung oder chronischen Schmerzzuständen nimmt diese Arbeit einen breiteren Raum ein. Nach personellen und räumlichen Veränderungen, d. h. Umwandlung in eine Gemeinschaftspraxis und räumliche Erweiterung mit Schaffung eines Gruppenraumes, ist nun eine ärztliche Langzeitbetreuung gewährleistet, die m. E. eine wesentliche Voraussetzung für einen dauerhaften Erfolg der Methode darstellt.

„KHK im Gespräch" – ein verhaltenstherapeutisch orientiertes Gruppenbehandlungsprogramm für koronar gefährdete Raucher

U. Brinkmeier, H.-D. Basler und K. Buser

1 Einführung und Problemstellung

Die Krankheitskosten der koronaren Herzkrankheiten lasten schwer auf den westlichen Industrienationen, so daß international vermehrt Anstrengungen unternommen werden, um das Gesundheitsverhalten der jeweiligen Bevölkerungen zu verbessern und das therapeutische Inventar der Behandelnden zu erweitern. Die Weltgesundheitsorganisation (1985) gibt als Zielvorstellung für die Bekämpfung der Kreislaufkrankheiten vor, bis zum Jahr 2000 die Sterblichkeit bei Personen unter 65 Jahren um mindestens 15% zu verringern. Bis zum Jahr 1995 sollte in allen Mitgliedsstaaten der WHO erwünschtes Gesundheitsverhalten, wie ausgewogene Eßgewohnheiten, Nichtrauchen, geeignete körperliche Betätigung und positive Streßbewältigung wesentlich gestärkt werden. Dieses könnte erreicht werden, wenn in jedem Mitgliedsstaat klare Ziele festgelegt werden, z. B. die Zahl der Nichtraucher auf mindestens 80% der Bevölkerung zu erhöhen und den gesamten Tabakverbrauch einer Nation um 50% zu senken. Auch sollten internationale Organisationen dazu beitragen, die Zusammenarbeit bei gesundheitsdienstlichen Aktivitäten in einer Region zu fördern, um auf diese Weise stärkeren Einfluß auf die grundlegenden gesundheitlichen Wertvorstellungen auszuüben.

Gutzwiller (1981) gab zu Anfang dieses Jahrzehnts einen Überblick über den Stand der Prävention kardiovaskulärer Erkrankungen in den USA. Danach war dort die durchschnittliche Sterberate an ischämischen Herzkrankheiten etwa doppelt so hoch wie in Europa. Seit 1968 war in den USA ein Rückgang um 20% zu beobachten, während bei den ischämischen Herzkrankheiten in der Bundesrepublik Deutschland bis zum Jahr 1977 eine stetige Zunahme zu verzeichnen war. Das National Heart, Lung and Blood Institute stellte 1978 fest, daß der Rückgang der kardiovaskulären Sterblichkeit nicht auf statistische Artefakte zurückgeführt werden kann und wahrscheinlich durch Erfolge der Primärprävention der Risikofaktoren und durch Fortschritte in der medizinischen Versorgung zu begründen ist.

Im Zeitraum von 1970 bis 1980 wurde nach neuesten Veröffentlichungen für die USA sogar ein Rückgang der Sterberate an ischämischen Herzkrankheiten (Gutzwiller 1988) für Männer von 35,8% und für Frauen von 38,7% beobachtet. Für die Bundesrepublik Deutschland, wo im Zeitraum von 1972 bis 1982 (Gutzwiller 1988) nur ein Rückgang der altersstandardisierten Sterberaten für ischämische Herzkrankheiten bei Männern von 5,8% und bei Frauen von 7,2% zu beobachten war, erscheint es opportun, den Stellenwert der Prävention in der Praxis und in der Forschung deutlicher zu akzentuieren.

Ein Schritt in diese Richtung wurde 1979 mit der Deutschen Herz-Kreislauf-Präventionsstudie (DHP) gemacht. Bei den Einwohnern der Interventionsregionen wird eine deutliche Senkung der ischämischen Herz- und Hirngefäßkrankheiten gegenüber der bundesdeutschen Bevölkerung angestrebt. Die DHP-Studie verfolgt ein gemeindenahes Konzept. Prävention soll dort verankert werden, wo die Menschen wohnen und arbeiten. Es wird eine dauerhafte Veränderung von gesundheitsbezogenen Lebensstilen und der präventiven Versorgungsstruktur angestrebt.

Das Deutsche Institut zur Bekämpfung des hohen Blutdrucks hat 1985 das Nationale Blutdruck-Programm (NBP) vorgestellt. Das NBP verfolgt das Ziel, die vorzeitige Mortalität, Morbidität und Invalidität an Herz-Kreislauf-Krankheiten zu senken.

Weitere Ansätze für den Aufbau präventiver Strategien konnten in den letzten Jahren bei unterschiedlichen Trägern, z. B. Krankenkassen, Betrieben und Institutionen der Erwachsenenbildung, beobachtet werden. Verschiedene Krankenkassen z. B. streben an, ihr Selbstverständnis von der Krankenkasse hin zu einer Gesundheitskasse zu verändern. In einigen Modellregionen werden vielfältige Angebote zur Gesundheitsförderung gemacht, wie z. B. Diätberatung, Kochkurse zur gesunden Ernährung, Adipositastherapie und Rauchertherapie in Gruppen. Diese Trainingskurse werden in der Regel zentral in den entsprechenden Verwaltungsgebäuden durchgeführt. Für die Patienten entstehen mitunter lange Wege und ein hoher Zeitaufwand. Die Kosten werden im Regelfall von den jeweiligen Kassen getragen. Zur Effizienz und Effektivität dieser unterstützenden Maßnahmen ist bisher nur wenig bekannt geworden; Begleitforschung wurde in der Regel nicht durchgeführt, so daß eine Beurteilung dieser Konzepte momentan kaum möglich erscheint.

Es sollte der Frage nachgegangen werden, ob die bestehenden Angebote zur Versorgung der Bevölkerung ausreichend sind, besonders bei Hochrisikoträgern und bei Mehrfachrisikoträgern. Durch die noch häufig zu beobachtenden hohen Abbruch- und Rückfallquoten bei Raucher- und Adipositastherapien ist ein einmaliges Hilfsangebot in Form eines ca. 3monatigen Trainingskurses wahrscheinlich nicht ausreichend. Hier kann eine für den Patienten leicht zugängliche Langzeitbehandlung zu einer Verbesserung der Effizienz führen. Der Aufbau einer patientengerechten Infrastruktur für eine Lanzeitbehandlung der verhaltensbedingten Risikofaktoren wurde in der Therapiekette bisher nicht ausreichend bedacht. In der momentanen Struktur des Gesundheitswesens könnte hier die allgemeinärztliche Praxis das „missing-link“ bilden.

Nach Rychlik (1987) zeigte sich in einer Erhebung in 400 Arztpraxen, daß der Anteil der Koronarpatienten am Gesamtpatientengut durchschnittlich etwa 14% umfaßt. Innerhalb einer Woche werden ca. 22 Patienten mit einer koronaren Herzkrankheit (KHK) behandelt, von denen etwa 3 ersterkrankte Patienten sind. Insgesamt gesehen bieten die allgemeinärztlichen Praxen eine Infrastruktur an, die vom gezielten Screening zur Früherkennung der kardiovaskulären Risikofaktoren über eine Gesundheitsberatung und eine verhaltensorientierte Gruppenbehandlung zu einer Langzeitbetreuung führen könnte.

Mit dem Forschungsprojekt, das hier vorgestellt wird, soll überprüft werden, ob allgemeinärztliche Praxen einen Beitrag zur Prävention und Rehabilitation von Hochrisikoträgern in der Langzeittherapie leisten können.

2 Die koronare Herzkrankheit

Unter dem Begriff „koronare Herzkrankheit" wird eine Durchblutungsstörung der Herzkranzgefäße oder Koronararterien verstanden. Diese entsteht durch kurzzeitige Verkrampfung und durch bleibende Verstopfung eines oder mehrerer Herzkranzgefäße. Schon in den ersten Lebensjahren beginnt sie in Form kleiner Gefäßeinrisse, deren Abheilungen zu Gefäßwandverdickungen führen. An diesen Stellen lagern sich im Laufe des Lebens Cholesterin und Fette aus dem Blut ab, die ihrerseits die Wucherung von Gefäßwandzellen und Anlagerung von Blutzellen fördern. Diese Zell-Cholesterin-Fett-Anhäufungen lagern Kalk ein und verschließen zunehmend das Gefäßvolumen. Erst bei einem fast vollständigen Verschluß von 90% wird das Mißverhältnis zwischen O_2-Angebot und O_2-Bedarf des Herzmuskels so groß, daß Beschwerden und EKG-Veränderungen in Ruhe auftreten.

Rychlik (1987) gibt die Koinzidenz und die Prävalenz anderer Krankheiten bei einer koronaren Herzerkrankung wie folgt an:

- Hypertonie 40%,
- Herzinsuffizienz 39%,
- Hyperlipidämie 25%,
- Diabetes mellitus 22%,
- Herzrhythmusstörungen 20%.

2.1 Epidemiologie

Die KHK hat sich zur häufigsten Zivilisationserkrankung entwickelt. Nach Mikrozensusdaten leiden 44 von 100000 Einwohnern in der Bundesrepublik an einer ischämischen Herzkrankheit. Dem WHO-Register in Heidelberg zufolge betragen die jährlichen Infarktraten für 20- bis 64jährige 160 pro 100000 bei Männern und 30 pro 100000 bei Frauen (Henke et al. 1986).

Nach Angaben des Statistischen Jahrbuchs der Bundesrepublik Deutschland von 1981 entfielen für das Jahr 1978 48% aller Todesfälle auf Kreislaufkrankheiten, davon waren 41% Folgen der KHK. Wie einleitend schon erwähnt, sind die altersstandardisierten Sterbeziffern für ischämische Herzkrankheiten für den Zeitraum von 1972 von 1982 in der Bundesrepublik Deutschland rückläufig, bei Männern um 5,8%, bei Frauen um 7,2% (Gutzwiller 1988). Erheblich deutlicher zeigt sich der Rückgang der Sterbeziffern in den angelsächsischen Hochinzidenzländern.

Nach Henke et al. (1986) betragen die verlorenen Lebensjahre für die Krankheiten des Kreislaufsystems für Männer und Frauen fast 37 Jahre.

2.2 Die koronare Herzkrankheit, ein Risikofaktorenmodell

So wie die Mosaiktheorie von Page et al. (1958) als heuristisches Modell zur Entstehung der Hypertonie akzeptiert wird, entstehen nach Hahn et al. (1966) KHK fast immer durch Kumulations- und Interdependenzeffekte von Risikofaktoren in einer chronischen Entwicklung und durch ein akutes Geschehen, das den definierten Eintritt in die Infarkterkrankung kennzeichnet.

Für die Entwicklung einer KHK sind verschiedene, als kausalätiologisch zu bezeichnende Risikofaktoren bekannt: Rauchen, Streß, Fettstoffwechselstörungen, Hypertonie, Bewegungsmangel, Adipositas, Diabetes mellitus, Hyperurikämie und familiäre Disposition.

Entsprechend der hohen Prävalenz der Herz-Kreislauf-Erkrankungen konnten auch hohe Prävalenzraten der kardiovaskulärrelevanten Risikofaktoren entdeckt werden. Durch die Lübecker Blutdruckstudie (Keil et al. 1986) wurden bei einer Zufallsstichprobe von n = 2359 30- bis 60jährigen Bürgern deutscher Nationalität die Prävalenzraten verschiedener Risikofaktoren erhoben. Die Ergebnisse sind in Tabelle 1 dargestellt.

Tabelle 1. Prävalenz von Risikofaktoren in der Lübecker Blutdruckstudie (Angaben in %). (Nach Keil et al. 1986)

Risikofaktor	Männer	Frauen
Hypertonie	19,9	13,5
wirkliche Hypertonie[a]	27,3	24,2
Rauchen		
> 1 Zigarette/Tag	47,3	31,0
> 5 Zigaretten/Tag	39,8	26,6
Übergewicht		
> 25 BMI[b] m./> 24 BMI[b] w.	67,6	64,9
> 30 BMI[b]	15,4	17,9
Gesamtcholesterin > 260 mg/dl	22,4	26,4
Alkoholkonsum > 40 g/Tag	14,9	4,0

[a] Inkl. derjenigen Hypertoniker, die medikamentös gut eingestellt sind.
[b] Body Mass Index.

Tabelle 2. Prävalenz kardiovaskulärer Risikofaktoren in der Procam-Studie (Angaben in %). (Assmann u. Schulte 1986)

Risikofaktor	Männer	Frauen
Rauchen	39,1	33,8
Übergewicht Broca-Index ≥ 110%	32,8	30,0
Hypertonie ≥ 160/95 mm Hg	16,5	13,2
HDL-Cholesterin		
> 35 mg/dl Männer/> 45 mg/dl Frauen	16,6	22,1
Gesamtcholesterin ≤ 260 mg/dl	13,0	10,4
LDL-Cholesterin ≤ 190 mg/dl	8,8	7,0
Triglyzeride ≥ 200 mg/dl	19,0	4,1
Hyperurikämie		
≤ 8,0 mg/dl Männer/ ≤ 7,5 mg/dl Frauen	3,4	0,4

Tabelle 3. Prävalenz (%) von Risikofaktoren bei 40- bis 65jährigen männlichen Teilnehmern an der Procam-Studie. (*KHK−* keine koronare Herzkrankheit, *KHK+* Inzidenz einer koronaren Herzkrankheit innerhalb von 4 Jahren, *BMI* Body Mass Index). (Schulte u. Assmann 1988)

Risikofaktor	KHK+	KHK−
HDL-Cholesterin < 35 mg/dl	64,4	18,4***
Gesamtcholesterin ≥ 260 mg/dl	38,4	15,5***
LDL-Cholesterin ≥ 190 mg/dl	25,7	10,0***
Triglyzeride ≥ 200 mg/dl	31,5	21,3*
Zigarettenrauchen	67,1	36,0***
Herzinfarkt in der Familie	23,3	13,9*
Diabetes mellitus	8,2	4,2*
Hypertonus	46,6	31,9*
Adipositas (BMI ≥ 30,0)	11,0	10,6

*p < 0,05; **p < 0,01; ***p < 0,0001.

Assmann u. Schulte (1986) konnten im Rahmen der Procam-Studie bei n = 9 124 Männern und n = 4 357 Frauen im Alter von 17-65 Jahren ähnlich hohe Prävalenzraten von kardiovaskulären Risikofaktoren auffinden (s. Tabelle 2).

An 2 weiteren Subpopulationen der Procam-Studie wurden die Auswirkungen der als kausalätiologisch zu betrachtenden koronarrelevanten Risikofaktoren überprüft. Die Prävalenzraten der entsprechenden Risikofaktoren wurden bei männlichen Probanden *mit* einer koronaren Herzkrankheit (KHK+, n = 73) und bei männlichen Probanden *ohne* koronare Herzkrankheit (KHK−, n = 2681) erhoben. Die Ergebnisse sind in Tabelle 3 abgebildet.

Es zeigt sich anhand dieser Untersuchung deutlich, daß die Probanden, die an einer KHK leiden, eine erhebliche höhere Risikofaktorenprävalenz zeigen als die Probanden, die keine KHK aufweisen.

2.3 Hauptrisikofaktoren

Es soll ausschließlich auf diejenigen Risikofaktoren eingegangen werden, die als wesentlicher Bestandteil in das von uns entwickelte Interventionsprogramm eingegangen sind.

2.3.1 Rauchen

Bereits 1965 hat die Weltgesundheitsorganisation (WHO) ausdrücklich festgestellt, daß es nach den vorliegenden epidemiologischen Untersuchungen als gesichert gilt, daß Zigarettenrauchen einen wesentlichen Risikofaktor für die KHK und den Herzinfarkt darstellt. Personen, die Zigaretten- oder Zigarrenrauch inhalieren, erleiden 2- bis 3mal so häufig einen Herzinfarkt wie Nichtraucher.

In der Bundesrepublik Deutschland betrug laut Statistischem Bundesamt (1987) für das Jahr 1986 der Gesamtverbrauch an Zigaretten 119076 Mio. Stück; das entspricht einem Pro-Kopf-Verbrauch von 1950 Zigaretten. Rechnet man die Zigarettenhüllen zum Selbstdrehen hinzu, kommt man auf einen Pro-Kopf-Verbrauch von ca. 2200 Zigaretten pro Jahr. Der Zigarettenverbrauch war dabei leicht rückläufig (–1,7%), der Umsatz von Zigarettenhüllen nahm um 2,8% ab. Die Gesamtausgaben für Tabakwaren betrugen 25099 Mio. DM, das entspricht einem jährlichen Pro-Kopf-Verbrauch von 411 DM. Der geringe Absatzrückgang erfaßte gleichmäßig die Industriezigarette und die Selbstdrehkonkurrenz.

Innerhalb der Zigarettenbranche zeigt sich eine deutliche Tendenz zum Verdrängungswettbewerb. Als Indikator für die Verbrauchsminderung werden ein steigendes Gesundheitsbewußtsein und Steuererhöhungen angesehen. Die 40%ige Steuererhöhung von 1982 hatte für die Markenhersteller teilweise einen zweistelligen Absatzschwund zur Folge.

In dem Bevölkerungsscreening Monica-Augsburg wurde festgestellt, daß in der dortigen Region 35,6% der Männer und 18,2% der Frauen rauchen (Stieber et al. 1988). Das Einstiegsalter zum Rauchen betrug hier für Männer 18 Jahre und für Frauen 21 Jahre. 60% aller Raucher über alle Altersgruppen und beide Geschlechter wollen aufhören zu rauchen; 40% haben sich dies jedoch erst für das kommende Jahr vorgenommen.

Franzkowiak (1987) stellte fest, daß sich das Einstiegsalter kontinuierlich nach unten bewegt. Bereits 10–15% der 12jährigen können als schwache, aber doch regelmäßige Raucher eingestuft werden.

Härtel et al. (1988) gingen der Fragestellung nach, ob eine Beziehung zwischen Sozialverhalten und Rauchverhalten besteht. Sie klassifizieren eine Subpopulation der Monica-Augsburg-Studie nach 3 Kriterien: geringe Anzahl sozialer Kontakte, mittlere Anzahl sozialer Kontakte, hohe Anzahl sozialer Kontakte. Dabei fanden sie heraus, daß die Häufigkeit der sozialen Kontakte einer Peergruppe offensichtlich die Anzahl der Raucher beeinflußte. Je mehr soziale Beziehungen und Kontakte bestanden, desto geringer war die Anzahl der Raucher in der jeweiligen Gruppe.

Tobiasch (1976; zit. nach Troschke 1987) untersuchte an n = 150 Rauchern die Gründe des Rauchens. Die 150 Raucher gaben 180 Gründe an; die Rangfolge stellt Tabelle 4 dar.

Tabelle 4. Gründe für das Rauchen. (Tobiasch 1976; zit. nach Troschke 1987)

Grund	n	Anteil der Personen [%]	Anteil der Gründe [%]
1. Gewohnheit/Verlangen	37	24,5	20,6
2. Appetit	28	18,7	15,6
3. Nervosität	23	15,3	12,8
4. Beruhigung/Entspannung/Ablenkung	21	14,0	11,7
5. Genuß	20	13,3	11,1
6. Langeweile	14	9,3	7,7
7. Sucht	13	8,7	7,2
8. Freude	8	5,3	4,4
9. Gegen Hunger	6	4,0	3,3

Woeber et al. (1981) differenzierten die Raucher in 5 Kategorien. Danach sieht die Verteilung der Raucher über die Gruppen der unterschiedlichen Rauchertypen folgendermaßen aus:

- Gelegenheitsraucher 25%,
- Gewohnheitsraucher 45%,
- psychisch abhängige Raucher 15%,
- körperlich abhängige Raucher (Suchtraucher) 10%,
- mehrfach abhängige Raucher (Alkohol, Drogen, Medikamente) 5%.

Das Herzinfarktrisiko nimmt mit steigendem Zigarettenverbrauch zu. Nach Schettler (1982) bedeutet ein täglicher Zigarettenkonsum von mehr als 40 pro Tag, ein etwa 10faches Herzinfarktrisiko zu tragen; 30-40 Zigaretten täglich bedeuten ein 9faches Risiko, 10-30 Zigaretten ein 8faches Risiko, und ein Zigarettenkonsum von weniger als 10 pro Tag hat immerhin noch ein 2faches Herzinfarkrisiko zur Folge. Nicht inhalierende Raucher oder Exraucher sind nach diesen Angaben nur einfache Risikoträger.

Nach Zusammenstellungen der Risiken des Rauchens von Schmidt (1984) bedeutet eine nicht durchgeführte Rauchertherapie in der ärztlichen Praxis, Behandlungschancen der Sekundärprävention und der Rehabilitation nicht zu nutzen bei:

- Bronchialkrebs (zu 40% vermeidbar);
- Herzinfarkt (bei 40- bis 50jährigen Hauptrisikofaktor);
- Harnblasen- und Nierenkrebs (1,4- bis 2,5faches Risiko, bei Kettenrauchern über 20 Zigaretten 2,75faches Risiko);
- Bauchspeicheldrüsenkrebs (1,8- bis 3,1faches Risiko);
- Speiseröhrenkrebs (ca. 2- bis 8faches Risiko);
- Magenschleimhautentzündung, Magen- und Zwölffingerdarmgeschwür (1,7- bis 2,5faches Risiko);
- Raucherbein (ca. 10000 Amputationen pro Jahr in der BRD);
- Gehirnschlag und Aortenaneurysma (Anstieg der Sterblichkeit 30-50%)
- Rauchen während der Schwangerschaft.

2.3.2 Psychosozialer Streß

Unter psychosozialem Streß verstehen wir eine chronische Überbeanspruchung durch die Lebenssituation des Patienten. Er erhöht erheblich das Risiko, einen Herzinfarkt zu bekommen. Levi (1974) stellt folgende psychosoziale Belastungsfaktoren des Alltags dar:

- schlechte Paßform des Menschen für seine Umwelt, z. B. Mißverhältnis in Beruf und Privatleben zwischen Fähigkeiten und Anforderungen, Bedürfnissen und Möglichkeiten, Erwartungen und erlebter Wirklichkeit;
- Überbeanspruchung durch Rollenkonflikte, z. B. gleichzeitige Bewältigung von Beruf und Elternrolle;
- Überbeanspruchung in Lebenskrisen durch Nichtbewältigung der Lebenssituation;

- schnelle Veränderungen in unserem Leben, z. B. häufiger Berufs- und Ortswechsel;
- Änderungen und Unsicherheiten unserer Wertordnungen und Einstellungen zu Religion, Ehe, Partnerschaft, Autorität und Emanzipation.

Die hohen Hypertonieprävalenzraten der westlichen Kulturen werden nach Pflanz (1982) u. a. durch die permanenten Änderungen der Techniken zur Lebensbewältigung, bedingt durch den stetigen Kulturwandel und durch die veränderten sozialen Umweltfaktoren, verursacht. In der angelsächsischen Literatur wird diese hypothetische Ursache als „social disorganization" bezeichnet.

Hodapp u. Weyer (1982) diskutieren die Streßhypothese der essentiellen Hypertonie und zeigen auf, daß psychosoziale Belastungen zu Blutdrucksteigerungen und Dauerstressoren zu einer Chronifizierung des erhöhten Blutdrucks führen können.

Um die Hypothese zu stützen, daß Streß für die Entwicklung einer Hypertonie von Bedeutung sein kann, veröffentlichten Benson et al. (1978) einen Überblicksartikel, auf den hier verwiesen werden soll. Es werden u. a. Studien zitiert, die aufzeigen, daß die städtische Bevölkerung in den USA einen durchschnittlich höheren Blutdruck aufweist als die ländliche, während die farbige weibliche Landbevölkerung in Jamaica und in Mississippi einen im Mittel höheren systolischen und diastolischen Blutdruck hat als die farbige weibliche Stadtbevölkerung. In der schwarzen Bevölkerung tritt bei solchen Personen, die ein sehr niedriges Jahreseinkommen und eine Schulbildung von weniger als 5 Jahren haben, eine höhere Blutdruckprävalenz auf als bei denen mit einem höheren Einkommen und einer längeren Schulbildung.

Im Rahmen der Forschung zum „Typ-A-Verhaltensmuster" wurden brauchbare Instrumente für die Verhaltensdiagnostik wie auch für die Therapie entwickelt.

Siegrist (1985) beschreibt nach Rosenman (1983), einem Mitbegründer dieses heuristischen Modells, die Persönlichkeitsmerkmale von Typ-A-Personen als latente Verhaltensdispositionen mit individuell unterschiedlicher Ausprägung. Im einzelnen sind das: Ehrgeiz, Aggressivität, unterdrückte Feindseligkeit, Rivalität, Ungeduld, spezifische Äußerungen wie Muskelspannungen, gespannte Aufmerksamkeit, schnelle und emphatische Sprechweise und Beschleunigung vieler Aktivitäten, emotionale Reaktionen wie Irritierbarkeit und erhöhtes Potential für Feindseligkeit und Ärger.

Das Typ-A-Verhalten ist als ein an spezifische Auslöser gekoppelter Automatismus zu verstehen. Dabei versteht sich der Automatismus, die „neuronale Schaltung", nicht als das konkret produzierte Verhalten, sondern beschreibt den steuernden Regelkreis als latente Verhaltensdisposition. Die Ausprägung des ablaufenden Reaktionsmusters wird dabei von dem Grad der Betroffenheit der Person bestimmt.

Myrtek (1985) kritisiert, daß bei der Diskussion um die Bedeutung der Streß- oder auch der Typ-A-Hypothese häufig der Eindruck erweckt wird, als könnten diese Konzepte mehr Varianz der KHK erklären als ein anderer Risikofaktor. Aus den Ergebnissen der Western Collaborative Group Study läßt sich allerdings leicht die relative Bedeutung des Typ-A-Verhaltens als Risikofaktor ableiten. Ein vergleichbares Risiko – zum Typ A und nicht zum Typ B zugehörend – ergibt sich

z. B. bei einer Blutdruckerhöhung um ca. 30 mm Hg oder bei der Erhöhung des Cholesterinspiegels um ca. 55 mg/dl oder beim Rauchen von mehr als einer Pakkung Zigaretten pro Tag oder bei einer Erhöhung des Lebensalters um 7,6 Jahre. Diese Äquivalenzwerte zeigen, daß der Typ A nur einen Risikofaktor unter vielen anderen, gleichbedeutsamen Risikofaktoren darstellt.

Die Stabilität des Typ-A-Verhaltens als Risikofaktor einer KHK ist in einigen Studien hinterfragt worden. Case et al. (1985) konnten in New York an n = 516 Männern, die innerhalb der letzten 14 Tage vor Untersuchungsbeginn einen akuten Myokardinfarkt bekommen hatten, keine Assoziation zwischen Typ A und koronarer Morbidität feststellen. Die Studien jedoch, die das Typ-A-Verhalten als eigenständig wirksamen Risikofaktor der kardiovaskulären Mortalität aufzeigen konnten, sind zahlreich, so daß es opportun erscheint, sich der Meinung von Jenkins (1981) anzuschließen, der in der Forschung der letzten Jahre den Beweis als erbracht sieht, daß es sich beim Typ-A-Verhalten sowohl um einen Hauptrisikofaktor arteriosklerotischer Erkrankungen handele. Jenkins subsumiert aus zahlreichen Studien, daß das Risiko, einen Myokardinfarkt zu bekommen, für Personen mit Typ-A-Verhaltensmustern 2- bis 3mal so hoch sei, wie das von Personen, die diese Verhaltensdisposition nicht aufweisen.

2.3.3 Bluthochdruck

Die essentielle Hypertonie wird unstrittig als epidemiologisch relevanter Risikofaktor für kardiovaskuläre Erkrankungen angesehen und ist eine der häufigsten chronischen Erkrankungen. Die westlichen Industriekulturen haben die höchsten Prävalenzraten. Pflanz (1978) gibt an, daß bei 20% der über 30jährigen eine Hypertonie vorliegt. Auf die Gesamtbevölkerung bezogen, würde das einer Prävalenzrate von etwa 10% entsprechen.

Die erste Münchner Blutdruckstudie (Stieber et al. 1982) kam bei einer Zufallsstichprobe von n = 3400 30- bis 69jährigen Bürgern zu einer Hochdruckprävalenz von 14,0%.

Keil u. Hense (1985) zeigen, daß an einer repräsentativen Stichprobe der 60- bis 69jährigen Münchener Bürger die Anzahl der männlichen Hypertoniker 17,7% und die der weiblichen 10,7% ausmacht. Würden zu diesen noch diejenigen Teilnehmer addiert, die zum Zeitpunkt der Erhebung Antihypertensiva eingenommen hatten, betrüge die Anzahl der „wirklichen Hypertoniker“ bei den Männern 22,7% und bei den Frauen 18,5%. Tabelle 5 zeigt den Behandlungsgrad der Hypertoniker auf.

Tabelle 5. Münchener Blutdruckstudie: Bekanntheits- und Behandlungsgrad bei 30- bis 69jährigen männlichen und weiblichen Hypertonikern. (Nach Keil u. Hense 1985)

Hypertonie:	Männer [%]	Frauen [%]
- bekannt, behandelt, kontrolliert	21,9	41,9
- bekannt, behandelt, nicht kontrolliert	15,2	19,4
- bekannt, unbehandelt	24,9	23,2
- unbekannt, unbehandelt	38,0	15,7

Aus diesen Zahlen kann letzten Endes geschlossen werden, daß man nur von ca. 22% der männlichen und von ca. 42% der weiblichen bekannten Hypertoniker sagen kann, daß sie ausreichend behandelt sind.

Die Wirkung der Hypertonie auf die koronare Inzidenz kann u.a. aus der Procam-Studie (Schulte u. Assmann 1988) abgeleitet werden, in der die Population mit koronarer Inzidenz eine Bluthochdruckprävalenzrate von 46,6% aufwies, während die Population ohne koronare Inzidenz nur eine Prävalenzrate von 31,9% zeigte.

2.3.4 Fettstoffwechselstörung und Übergewicht

„Cholesterin ist jetzt der wichtigste Risikofaktor der KHK", war in der Neuen Ärztlichen Zeitschrift vom 15.1. 1986 zu lesen. Nach Ansicht der Zeitschrift, und hier teilt sie die Meinung mit vielen Fachleuten aus allen Industrienationen, sind der hohe Blutdruck und die Störungen des Fettstoffwechsels die wichtigsten Ursachen des Herzinfarkts, der auf dem Wege Fettstoffwechselstörung - Blutdruck - Arteriosklerose - örtliche Durchblutungsstörung des Herzmuskels entsteht.

In den Publikationen der letzten Jahre über die koronaren Risikofaktoren hat es offensichtlich einen Wettstreit um den wichtigsten Risikofaktor gegeben. Es bleibt jedoch unumstritten, daß ein hoher Gesamtcholesterinspiegel und ein niedriger HDL-Cholesterinspiegel von erheblicher Wirkung für die kardiovaskuläre Mortalität sind. Schulte u. Assmann (1988) schreiben dem Einzelparameter HDL-Cholesterin die höchste prädiktive Bedeutung zu. Castelli (1987) berichtet, daß über den Beobachtungszeitraum der letzten 40 Jahre in der Framingham-Studie die Population mit der geringsten kardiovaskulären Inzidenz einen Quotienten von 3,5 aufwies, der aus Gesamtcholesterin dividiert durch HDL-Cholesterin gebildet wurde.

In der Framingham-Studie (Kannel et al. 1967) konnte der Einfluß des Übergewichts auf den Blutdruck deutlich aufgezeigt werden. In der Gruppe der 30- bis 39jährigen Männer mit einem Broca-Index von 114 fanden sich 27% Hypertoniker, bei der Gruppe mit Broca-Index von unter 85 fanden sich lediglich 3% Hypertoniker. In der Gruppe der 50-59jährigen Männer haben 47% derjenigen Bluthochdruck, die einen Broca-Index von über 114 aufweisen, aber nur 13% derjenigen, die einen Broca-Index von unter 85 haben.

Wechsler et al. (1980) beschreiben die Beziehungen zwischen Übergewicht und Bluthochdruck anhand von 38 Studien, die meist an großen Populationen durchgeführt wurden. Tyroler et al. (1975; zit. nach Raptis 1980) folgern aus den Ergebnissen der Evans-County-Studie, daß sich durch eine Normalisierung des Körpergewichts die Häufigkeit der essentiellen Hypertonie um 50% senken ließe. Der Risikofaktor Übergewicht ist zusätzlich ein Risikofaktor für die Entstehung von kardiovaskulären Erkrankungen, Diabetes, Hypercholesterinämie, Hypertriglyzeridämie, Hyperurikämie, Gallensteinen und Krebs. Ferner kommt es auch häufiger zu einer Verminderung des HDL-Cholesterins, so daß ein wesentlicher protektiver Schutzfaktor gegen die Herzinfarktmortalität wegfällt. Die Verkürzung der Lebenserwartung wird von Burton (1987) als proportional zum Grad der Fettsucht angegeben.

Assmann u. Schulte (1986) stellen in den Ergebnissen zu der Procam-Studie die

Korrelation zwischen Hochdruck und den Risikofaktoren Gewicht und Cholesterin fest. Bei einem Übergewicht von 110 nach dem Broca-Index wird der Bluthochdruck bei Männern um 28,0% und bei Frauen um 27,7% negativ beeinflußt. Ein höherer Cholesterinspiegel von ≥ 260 mg/dl beeinflußt den Bluthochdruck negativ bei Männern um 27,0%, bei Frauen um 26,4%. An einer Subklientel der Procam-Studie ($n = 45$) wurde festgestellt, daß die Population, die einen Myokardinfarkt durchgemacht hatte, zu 31,1% Cholesterinwerte von ≥ 260 mg/dl aufwies; bei der Population ohne bisher aufgetretenen Myokardinfarkt wurden derartig hohe Cholesterinwerte nur bei 17,1% diagnostiziert. Eine Hypertonie wurde in der ersten Gruppe bei 42,2%, in der zweiten nur bei 32,6% festgestellt. Einen noch größeren Einfluß scheint ein niedriger HDL-Cholesterinwert von ≤ 35 mg/dl auszuüben, der in der Population mit Myokardinfarkt eine Prävalenzrate von 64,4% hatte, in der ohne Myokardinfarkt eine von 19,2%.

2.3.5 Körperliche Inaktivität

Die Wahrscheinlichkeit, an manifester KHK zu erkranken, ist bei Personen mit regelmäßiger körperlicher Aktivität geringer als bei körperlich inaktiven Personen. Daß Bewegungsmangel als Risiko der KHK noch immer in der Literatur umstritten ist, hängt mit Problemen von exakten Definitionen des Begriffs „Bewegungsmangel“ zusammen. Es gibt aber bereits genügend Hinweise darauf, daß sportlich Aktive nicht nur seltener an einer KHK oder einem Infarkt erkranken, sondern daß auch tödliche Komplikationen in den ersten 48 h nach dem Infarktereignis wesentlich seltener auftreten als bei körperlich Inaktiven.

2.3.6 Geringes Gesundheitswissen und schlechte Compliance

Daniels (1978) stellt die Non-Compliance als ein vielschichtiges Problemfeld dar, das beeinflußt sein kann durch die Einstellung der Patienten, die Motivation, die Gesundheitsvorsorgeregeln, die Gesundheitserziehung, die Mitwirkung der Familie, die soziale Unterstützung, klinische Wechselwirkungen und psychosoziale Faktoren. Die Einstellung des Patienten wird dabei als besonders kritische Komponente beschrieben.

Der Mangel an gesundheitsrelevanten Informationen der Bevölkerung kann bei einer breiten Auslegung des Begriffs ebenfalls als Risikofaktor betrachtet werden. Inui (1976) hat im Rahmen des „National High Blood Pressure Education Program“ eine Untersuchung zum Stand des Gesundheitswissens der amerikanischen Bevölkerung durchgeführt. Es wurde festgestellt, daß nur ein Drittel der Befragten wußte, daß mit der Bezeichnung Hypertonie krankhaft erhöhter Blutdruck gemeint ist. Die meisten glaubten, daß Hypertonie eine Art nervöser Störung sei. Nur 2 von 5 Befragten konnten die normalen Blutdruckwerte für ihre Altersgruppe angeben. Weniger als die Hälfte der Befragten wußte, daß Bluthochdruck auch ohne wahrnehmbare Symptome bestehen kann.

3 Interventionsstudien zur Verbesserung des kardiovaskulären Risikoprofils

Durch die hohe Mortalitäts- und Morbiditätsrate, die hohen Behandlungskosten, mangelnde Medikamenten-Compliance und die Nebenwirkungen der medikamentösen Therapie ist in der letzten Zeit das Interesse an psychologischen Behandlungsmöglichkeiten erheblich gestiegen. Das zeigt sich international an der großen Anzahl der diesbezüglichen Publikationen. Die Herz-Kreislauf-Forschung gehört momentan zu den gut beforschten Bereichen, zumindest was die Laborforschung betrifft. Es gibt allerdings nur wenige Untersuchungen über den Einsatz von psychologischen Behandlungsmethoden in der Basisversorgung der Bevölkerung.

3.1 Rauchertherapie durch psychologische Gruppenbehandlung und Nicorette

Die Rückfallhäufigkeit nach einer Raucherentwöhnung gilt als außerordentlich hoch (vgl. Tabelle 6).

Zu den wichtigsten Gründen des Rückfalls gehören die psychischen und körperlichen Folgen des Nikotinverzichts wie quälendes Verlangen nach der Zigarette, Reizbarkeit, Nervosität, Kopfschmerz, Abgeschlagenheit, Müdigkeit, Obstipation und Gewichtszunahme - Symptome, die etwa bei einem Drittel aller Raucher während des Entzugs auftreten sollen. Hier kann die Substitution von Nikotin eine Hilfe sein.

Es gibt verschiedene Studien, in denen die Überlegenheit eines Nikotinkaugummis über ein Plazebo nachgewiesen werden konnte, wobei katamnestische Zeiträume von bis zu einem Jahr berücksichtigt wurden (Fagerström 1982; Hjalmar-

Tabelle 6. Erfolgsraten von Nichtrauchertherapie

Autoren	Art der Intervention	Follow-up (Monate)	Exraucher [%]
Schmidt (1984)	Plazebotabletten	3	26
Welsch (1978)	VT-Gruppe (BZGA-Programm)	4	33
Welsch (1983)	VT-Gruppe (BZGA-Programm)	60	22
Raw (1980)	1. Aversion	12	14
	2. Aversion + Nicorette		38
Russel et al. (1983)	1. Eine Beratung	12	4
	2. Beratung + Broschüre		4
	3. Beratung + Broschüre + Nicorette		9
Hjalmarson (1984)	1. Gruppe + Plazebo	12	18
	2. Gruppe + Nicorette		26
Killen (1984)	1. Nicorette	10,5	23
	2. VT-Gruppe		30
	3. Nicorette + Gruppe		50
Hinke u. Huber (1984)	1. Nicorette + Beratung	6	33
	2. VT-Gruppe		28
	3. Gruppe + Nicorette		35

son 1984; Jarvis et al. 1982; Malcolm et al. 1980; Schneider et al. 1983). Die höchsten Erfolgsraten nach einjähriger Katamnese von fast 50% wurden erzielt, wenn eine psychologische Gruppentherapie in Nichtraucherkliniken mit einem Nikotinkaugummi kombiniert wurde (Fagerström 1982; Jarvis et al. 1982). Es gibt jedoch auch Studien, die keine Überlegenheit eines Nikotinkaugummis über ein Plazebo nachweisen konnten (Puska et al. 1979; Fee u. Stewart 1982; British Thoracic Society 1983; Jamrozik et al. 1984).

Bei der Interpretation der Erfolgsraten muß berücksichtigt werden, daß bei entwöhnungswilligen Rauchern von Schmidt (1984) mit Hilfe von Plazebotabletten bei 3monatiger Katamnese bereits eine Exraucherquote von 26% beobachtet wurde. Daß die Motivation, mit dem Rauchen Schluß zu machen, den Erfolg wesentlich beeinflußt, geht aus der umfangreichen Studie von Russell et al. (1983) in englischen Allgemeinpraxen hervor. Patienten, denen aus medizinischen Gründen empfohlen wurde, das Rauchen zu beenden, hatten sich, selbst wenn sie durch ein Nikotinkaugummi auf Privatrezept unterstützt wurden, nach einem Jahr nur zu 9% an diesen Rat gehalten; ohne Kaugummi waren es allerdings nur 4%.

Aus den in Tabelle 6 aufgeführten Studien geht hervor, daß offensichtlich der Erfolg einer Raucherentwöhnung gesteigert werden kann, wenn eine psychologische Gruppenbehandlung mit einem Nikotinkaugummi kombiniert wird. Dennoch schwanken die Erfolgsquoten stark und liegen nach einjähriger Katamnese zwischen 25 und 50%. Ein Grund für diese Variation ist sicherlich in der unterschiedlichen Dauer und Intensität der psychologischen Gruppenarbeit zu sehen.

3.2 Psychosozialer Streß und Bluthochdruck

Einen Überblick über Studien zur Streßbehandlung geben Jaeckel (1985) und Jenkins (1981).

Patel (1975) trainierte 20 Hypertoniker 3 Monate lang 3mal pro Woche in Yoga und meldete außerdem gleichzeitig den galvanischen Hautwiderstand als Entspannungsindikator zurück. Die Patienten erreichten mit diesen kombinierten Verfahren eine Blutdruckreduktion von im Mittel 159/100 mm Hg auf 139/86 mm Hg; die Werte betrugen auch nach einem Follow-up von einem Jahr noch 144/87 mm Hg.

Patel (1983) konnte anhand einer verhaltenstherapeutisch orientierten Interventionsstudie (n = 102) aufzeigen, daß in der Interventionsgruppe das kardiovaskuläre Risikoprofil auch nach einem Follow-up von 8 Monaten signifikant verbessert werden konnte. Der systolische Blutdruck konnte im Mittel um 19,6 mm Hg, der diastolische um 8,2 mm Hg gesenkt werden.

Benson et al. (1975) trainierten 2 Gruppen von Hypertonikern in transzendentaler Meditation. Die eine Gruppe erhielt vorläufig keine antihypertensive Medikation, bei der anderen wurde sie über die Dauer der Studie unverändert beibehalten. In beiden Gruppen sank der Blutdruck erheblich von im Mittel 146,5/94,6 mm Hg in der 1. Gruppe bzw. 145,6/91,9 mm Hg in der 2. Gruppe auf 139,5/90,8 bzw. 135,0/87,0 mm Hg nach einem halben Jahr regelmäßiger Anwendung der transzendentalen Meditation. Einzelne Patienten gaben danach die

Meditationsübungen auf. Bei ihnen stiegen die Blutdruckwerte nach bereits 4 Wochen wieder auf die Ausgangswerte an.

Shoemaker u. Tasto (1975) verglichen die Effekte von Biofeedback und von einem Muskelrelaxationstraining nach Jacobson bei Patienten mit essentieller Hypertonie. Während für die Wartekontrollgruppe eine leichte Erhöhung sowohl des systolischen als auch des diastolischen Blutdrucks verzeichnet wurde, erreichte die Gruppe mit dem Biofeedverfahren eine zwar signifikante, jedoch im Mittel nur 1,2 mm Hg betragende Reduktion des diastolischen Blutdrucks, während für die Muskelentspannungsgruppe Reduktionen von 6,8 mm Hg systolisch und 7,6 mm Hg diastolisch zu verzeichnen waren. Ähnlich gute Ergebnisse mit Entspannungstherapien wurden von Surwitt et al. (1978) erzielt.

Wie Seer (1979) zusammenfassend schildert, sind die verschiedenen Methoden der Entspannungstherapien bisher unter klinischen Experimentalbedingungen erfolgreich eingesetzt worden. Agras (1981) kommt nach der Beschreibung von 15 Studien zur Blutdrucksenkung durch Entspannungstraining zu dem Schluß, daß diese Verfahren zukünftig zu den bevorzugten Hypertonietherapien avancieren werden.

3.3 Fettstoffwechselstörung und Übergewicht

Angestellte der New York Telephone Company konnten an einem 8wöchigen Gruppenbehandlungstraining zur Verminderung des Cholesterinwerts teilnehmen. Das Trainingsprogramm fand während der betrieblichen Essenspausen statt. Die wesentlichen Elemente waren ein Verhaltenstraining zur Verbesserung des Eßverhaltens, kombiniert mit Informationen über Nahrungsmittel zur Verbesserung des Gesundheitswissens, körperliche Betätigung und Hilfestellungen zur Verbesserung der Selbstkontrolle. Die Probanden sollten ihre Ernährung so zusammenstellen, daß sie maximal aus 30% Fett, 12% Proteinen und 55-68% Kohlenhydraten bestand. Bruno et al. (1983) berichten über die Ergebnisse dieser randomisierten, kontrollierten Studie. Danach konnten die Serumcholesterinwerte von 266 mg/dl auf 242 mg/dl gesenkt werden, die HDL-Cholesterinwerte wurden allerdings von 65 mg/dl auf 55 mg/dl gesenkt, und der Prozentsatz des idealen Körpergewichts (% IBW) wurde von 117,1 auf 114,7 vermindert. Das Ernährungswissen wurde in Form eines Quiz überprüft und konnte ebenfalls erheblich verbessert werden.

Ornish et al. (1983) untersuchten in einem gematchten Design an 23 Patienten mit einer nachgewiesenen KHK und 23 Probanden ohne eine KHK den Effekt eines Streßmanagementtrainings kombiniert mit einer salzarmen vegetarischen Diät. Die Ergebnisse waren recht eindrucksvoll: der Serumcholesterinwert konnte um 20,5% gesenkt werden, die Frequenz der Angina-pectoris-Anfälle konnte um 91% reduziert werden.

Basler et al. (1988) konnten in einer verhaltenstherapeutischen Interventionsstudie mit schwereinstellbaren Hypertonikern deutliche Effekte hinsichtlich aller erhobenen kardiovaskulären Risikofaktoren erzielen. Das Gewicht konnte im Mittel um ca. 6,5 kg vermindert werden, der Serumcholesterinwert von 231,5 auf 223,4 mg/dl reduziert werden, der HDL-Cholesterinwert konnte von 44,5 auf 47 mg/dl erhöht werden.

In vergleichenden Therapiestudien wurde belegt, daß mit verhaltenstherapeutisch orientierten Behandlungsformen gute Ergebnisse erzielt werden konnten, z. B. eine Reduktion des mittleren prozentualen Übergewichts von 30,7 auf 17,6% – entsprechend einer mittleren Gewichtsreduktion um 8,4 kg (von 84,2 auf 75,8 kg) nach einer Behandlungsdauer von 12 Wochen (Ferstl 1975). Mehrere Studien, die von Stunkard (1974) zusammengefaßt wurden, ergaben, daß derartige Programme in den Versuchsgruppen zu größeren Gewichtsreduktionen führen als in Kontrollgruppen mit regelmäßiger Gewichtsmessung, mit unspezifischer einsichtsorientierter Therapie oder mit psychoanalytisch orientierter stützender Therapie.

3.4 Förderung der körperlichen Aktivität

Obwohl es Studien gibt, die aufzeigen, daß das koronare Risiko durch verbesserte körperliche Fitneß vermindert werden kann, folgern Charlton u. Laster (1983) aus einer Literaturanalyse, daß es keine kontrollierten Studien gibt, die dies über einen ausreichend langen Beobachtungszeitraum eindeutig belegen können.

Chrastek u. Souckowa (1977) und Priebe et al. (1977) haben aufgezeigt, daß der Blutdruck infolge erhöhter körperlicher Betätigung gesenkt werden kann.

Nelson et al. (1986) untersuchten an 13 essentiellen Hypertonikern den Einsatz von Ergometern zur Blutdrucksenkung. Die Ergebnisse waren eine Verminderung um 22 mm Hg systolisch und 14 mm Hg diastolisch nach einer Trainingsphase von 3 Monaten.

Von Choquette u. Ferguson (1973) wird berichtet, daß 37 Hypertoniker und 128 Normotoniker durch gezielte körperliche Bewegung ihren Ruhe- wie auch ihren Belastungsblutdruck signifikant senken konnten.

3.5 Verbesserung des Gesundheitswissens und der Compliance

Der Effekt von Programmen zur Gesundheitserziehung wurde von Levine et al. (1979) untersucht. Dabei wurden 3 Programme zur Verbesserung der Blutdruckeinstellung durch gezielte Information bei ambulanten Patienten (n = 400) eingesetzt. Die Medikamentencompliance wurde verbessert, das Gewicht konnte reduziert werden, die Arztbesuche wurden häufiger eingehalten, und die Anzahl der Patienten, die ihren Blutdruck ausreichend senkten, lag im Vergleich zu der in einer Kontrollgruppe mit medikamentöser Standardtherapie um 28% höher.

Sackett u. Haynes (1976) beschreiben, daß nichtcompliente Patienten sich selbst als weniger verwundbar ansehen, als das bei complienten Patienten der Fall ist. Der Schweregrad der Erkrankung und das Wahrnehmen der Symptome beeinflussen die Compliance offensichtlich positiv.

Dividoff (1976) bezeichnet die Non-Compliance als das „schwächste Glied in der Kette". Einige seiner Hypothesen zur Erklärung mangelnder Kooperation in der Therapie lauten:

- Mangel an „strenger Führung" des Patienten,
- Unwissenheit oder Verleugnung der Krankheit bzw. ihres Schweregrades,

- Mangel an langjähriger oder enger Beziehung zwischen Arzt und Patient,
- Unerfreulichkeit, Komplexität oder Unbequemlichkeit der Behandlung,
- Unfähigkeit des Patienten, eine aktive Rolle einzunehmen, verbunden mit der Unfähigkeit des Arztes, dem Patienten die Eigenverantwortung zu belassen,
- das Versäumnis des Arztes, den Patienten ausreichend über seine Krankheit zu informieren bzw. die verordnete Therapie angemessen zu vermitteln.

Erziehung, Alter und Geschlecht der Patienten haben nach Davidoffs Meinung wenig Einfluß auf die Compliance.

Finnerty (1978) sieht zusätzliche Ursachen der Non-Compliance in langen Wartezeiten in überfüllten Wartezimmern, in einer unzureichenden Langzeitbehandlung und in unnötig komplizierten Behandlungsschemata.

Inui (1976) ging in seiner Untersuchung von der Hypothese aus, daß eine Verbesserung des Gesundheitswissens zu einer Verbesserung der Behandlung führen müsse. In der Versuchsgruppe wurden für die behandelnden Ärzte spezielle Tutorials zur Verbesserung der Beratungskompetenz durchgeführt. Die Ärzte der Patienten der Kontrollgruppe erhielten kein Tutorial. Die geschulten Ärzte änderten ihre Behandlungsmethode nur wenig, sie erhöhten jedoch den Zeitaufwand für die Beratung um 2-3 Minuten. Die Patienten zeigten eine deutliche Zunahme des Gesundheitswissens. Die medikamentöse Compliancerate konnte im Gegensatz zur Kontrollgruppe etwa verdoppelt werden.

4 Darstellung des Behandlungsprogramms

4.1 Organisation und Konzept

Die Inhalte des verhaltenstherapeutisch orientierten Gruppenbehandlungsprogramms wurden an die in Kapitel 3 beschriebenen Methoden zur Verhaltensmodifikation angelehnt. Dabei sollte eine Verhaltensänderung in der hier definierten Behandlungszeit von 12 Sitzungen ermöglicht werden. Das therapeutische Konzept versteht sich als Beratung während der Verhaltensänderung.

Das Behandlungsprogramm ist formal gegliedert in eine 12wöchige Interventionsphase mit einer direkt anschließenden, ebenfalls 12wöchigen Follow-up-Phase.

In der Interventionsphase findet einmal wöchentlich eine 90minütige Sitzung statt, in der Follow-up-Phase einmal monatlich. In der anschließenden Langzeitbehandlung kann der Patient die ärztlichen Einzelberatung nutzen. Bei Bedarf werden Gruppensitzungen zur Rückfallberatung angeboten.

Im Interventionszeitraum sind 3 Phasen zu unterscheiden:

1) diagnostische Phase: 1.-3. Sitzung,
2) therapeutische Phase: 4.-9. Sitzung,
3) stabilisierende Phase: 10.-12. Sitzung.

Die von uns eingesetzten verhaltenstherapeutischen Standardmethoden werden von Kanfer u. Phillips (1970), Kraiker (1974) und von Davison u. Neale (1979) beschrieben. Die verhaltenstherapeutische Diagnostik wird von Schulte (1976) dargestellt. Das hier vorgestellte Therapieprogramm lehnt sich in seiner theoretischen Fundierung an das Health Belief Model an (vgl. Beitrag Basler in diesem Band). Bei seiner Konzeption orientierten wir uns an einer Kombination von erfolgreichen Methoden, an einer Individualisierung für die Patienten, an einer komprehensiven Behandlung und an der Stabilisierung des neu erlernten Präventivverhaltens.

Das Therapieprogramm strebt beim Patienten eine Verhaltensänderung durch Beeinflussung verschiedener verhaltensrelevanter Bereiche an. Der Patient erhält keine enggefaßten Verhaltensvorschriften, sondern Anregungen, seine individuelle Lebenssituation gesundheitsgerechter zu gestalten, d.h. Hilfe zur Selbsthilfe. Komprehensive Behandlung bedeutet nicht ausschließliche Konzentration auf das Rauchen, sondern gleichzeitige Behandlung anderer Risikofaktoren wie erhöhter Lipidstatus und körperliche Inaktivität sowie gezielte Förderung der Lebensqualität durch den Einsatz psychologischer Verfahren zur Entspannung und Streßbewältigung. Die Forderung einer komprehensiven Therapie geht über den multimodalen Ansatz zur gleichzeitigen Behandlung verschiedener Risikofaktoren hinaus. Es wird ein kumulativer Effekt der einzelnen psychologischen Behandlungsmodule angestrebt; durch das Zusammenwirken der therapeutischen Elemente wird eine Verbesserung des Therapieerfolgs erwartet.

Neben der Vermittlung einer Neuorientierung des Verhaltens ist eine Stabilisierung des Präventivverhaltens schon während der 3monatigen Intensivbehandlung, der 3monatigen Follow-up-Phase und der anschließenden Langzeitbehandlung konstitutiv für dieses Programm.

„KHK im Gespräch“ umfaßt folgende Behandlungsmodule:
Rauchertherapie: Hier wird als Therapiemethode eine von uns modifizierte mit Nikotinkaugummi gestützte Schlußpunktmethode mit vorgeschalteter Selbstbeobachtungsphase eingesetzt.
Entspannungsverfahren: Hier kommen Kurzformen einer Muskel- und Atementspannungsübung zum Einsatz.
Förderung eines streßfreieren Lebensstils: Hier werden Rollenspiele zur Streßbewältigung und ausgleichende Aktivitäten eingesetzt.
Förderung der körperlichen Aktivität: Hier wird ein Bewegungstraining für koronargefährdete Patienten integriert.
Normalisierung des Lipidstatus: Hier steht die gezielte Ernährungsinformation im Vordergrund; bei Bedarf wird eine Computerdiät als Unterstützung angeboten.
Verbesserung des Gesundheitswissens: Hier werden standardisierte Arztvorträge eingesetzt.
Förderung der Medikamentencompliance: Hier findet eine Auseinandersetzung mit den Einstellungen der Patienten zur medikamentösen Therapie statt.

4.2 Beschreibung der einzelnen Behandlungsmodule

4.2.1 Rauchertherapie

Brengelmann bezeichnete 1979 die Selbstkontrollverfahren als die wirksamste und wirtschaftlichste Methode der Rauchertherapie. Das „klassische“ Setting besteht aus der Analyse des Rauchverhaltens, besondere Berücksichtigung fanden dabei die das Rauchen auslösenden Signale. Die therapeutische Phase begann mit der Selbstkontrolle der erkannten Auslöser. Wesentliches Element war das sog. Kontraktmanagement, was bedeutet, Verhaltensketten in kleine überschaubare Verhaltensabschnitte zu zerlegen. Diese Verhaltensabschnitte wurden so definiert, daß der Patient mit kleinen Lernschritten den Bereich seines kontrollierten Verhaltens systematisch vergrößern konnte. Therapeutisches Ziel war, über eine Verminderung des Zigarettenkonsums zum Nullkonsum zu kommen. Wie im Abschn. „Interventionsstudien zur Verbesserung des kardiovaskulären Risikoprofils" schon dargestellt, wurde dieses Ziel durch die klassischen Rauchertherapien in der Regel nur bei 20–30% der Patienten erreicht. Selbst bei Patienten mit sehr starker Einschränkung des Nikotinkonsums zeigte sich langfristig, daß der verringerte Zigarettenkonsum, das kontrollierte Rauche, nicht aufrechterhalten werden konnte. Schmidt (1984) kommt aufgrund einer Literaturanalyse zu der Schlußfolgerung, daß die Schlußpunktmethode die mit Abstand wirksamste, einfachste und dazu noch wirtschaftlichste Raucherentwöhnungsmethode sei. Der Begriff der Schlußpunktmethode wurde von dem Moderator der Sendung „Gesundheitsmagazin Praxis", Mohl, geprägt. Er berichtete, daß von 12000 Exrauchern, die sich als Reaktion auf eine Sendung meldeten, 76% von heute auf morgen mit dem Rauchen aufgehört hatten. Für einen großen Personenkreis scheint die Schlußpunktmethode ohne zusätzliche Unterstützung nicht besonders effektiv zu sein. Eine Alternative, die medikamentöse Rauchertherapie, erzielt ohne begleitende psychologische Unterstützung ebenfalls nur selten befriedigende Erfolge.

In dem Rauchertherapieprogramm „KHK im Gespräch" wird eine Kombination der 3 beschriebenen Methoden – Selbstkontrolltraining, Schlußpunktmethode und medikamentöse Therapie – gewählt. Nach der Förderung der Motivationen zum Einstellen des Rauchens erfolgt über einen Zeitraum von einer Woche eine Selbstbeobachtung des Rauchverhaltens, wobei die Erkenntnis auslösender Signale im Vordergrund steht. Es schließt sich die Schlußpunktmethode an. Der hierdurch bedingte Nikotinentzug führt v.a. bei nikotinabhängigen Rauchern, Suchtrauchern, zu Entzugserscheinungen, die durch 2 Maßnahmen gedämpft werden sollen: zum einen durch den Einsatz des Nicorettenikotinkaugummis, zum anderen durch die bereits zuvor vermittelte Methode der Muskelentspannung.

Durch systematische Verstärkung und das Angebot einer permanenten Rückfallprophylaxe werden die Patienten in ihrem Exraucherstatus gefestigt. Weitere Übungen zur Einstellungsänderung, wie eine Analyse der Zigarettenreklame, ein Ablehntraining in Form eines Rollenspiels, Übungen zum Gedankenstopp und der Aufbau von körperlicher Aktivität sollen das Rauchverlangen vermindern helfen.

In der Stabilisierungsphase wird weiterhin eine Analyse der Gefährdungssituationen betrieben, und die Patienten werden unterstützt im Aufbau sozialer Kontakte. In dieser Zeit wird die Nicorettedosis schrittweise vermindert und schließlich ganz ausgeschlichen.

Die Langzeittherapie wird als permanent angebotene Rückfallprophylaxe betrachtet; zusätzlich zu der Einzelberatung sollten in regelmäßigen Abständen Rückfallberatungen in der Gruppe angeboten werden.

Mehr als einzelne Bausteine:
Torrat® Therapie-System

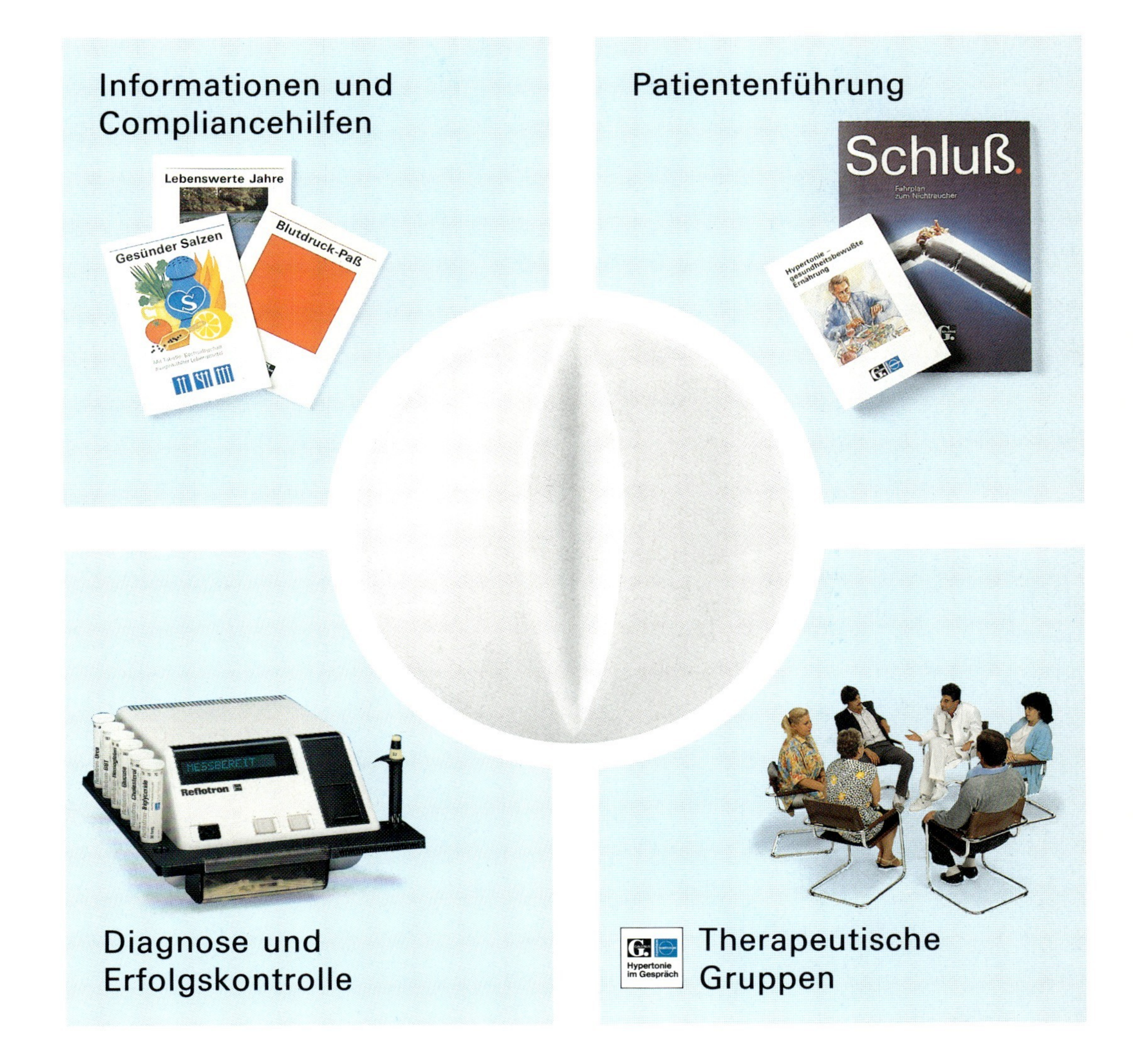

4.1.2 Entspannungstraining und Förderung eines streßarmen Lebensstils

Es gibt ein breites Spektrum von Entspannungsmethoden. Patel konnte mit Yoga in vielen Studien signifikante Blutdrucksenkungen erzielen. Diese Studien wurden weitestgehend im angelsächsischen Kulturkreis durchgeführt, vorwiegend in London, wo offensichtlich eher eine Akzeptanz gegenüber fernöstlichen Methoden vorzufinden ist, als dies bei der Durchschnittsbevölkerung zu erwarten wäre.

Das autogene Training nach Schultz (1979) wird von ärztlichen Therapeuten häufig angeboten. Gegen das autogene Training spricht jedoch u.a. die teilweise über Wochen andauernde Vorbereitungsphase, die den Patienten relativ spät eine willkürliche Entspannungsreaktion ermöglicht. Der hierfür erforderliche hohe Zeitbedarf würde zu der Gefahr führen, die Behandlung der anderen kardiovaskulärrelevanten Risikofaktoren zu vernachlässigen.

In diesem Programm wird die progressive Muskelentspannung nach Jacobson (1938) in modifizierter Form als Entspannungsverfahren eingesetzt. Neben dem generellen Ziel der Verminderung der sympathogenen Erregungsbereitschaft wird angestrebt, auf der physiologischen, muskulären, kognitiven und emotionalen Ebene ein erhöhtes Arousal abzubauen. Die Übungen werden im Sitzen durchgeführt. Die Vorgehensweise beruht auf gezieltem Anspannen und Entspannen einzelner Muskelgruppen. Die Induktion wird durch Atem- und Ruhesuggestionen unterstützt. Der körperbezogene Einstieg in eine Entspannungsreaktion fällt im Gegensatz zum autogenen Training vielen Patienten leichter, da er ihrem somatischen Krankheitsverständnis näherliegt. Die Trainingszeit ist kurz, und es werden relativ schnell Entspannungsreaktionen wahrgenommen; dadurch wird die Motivation an der Weiterführung der Therapie gefördert. Das Verfahren eignet sich außerdem als Bewältigungsstrategie in kritischen Belastungssituationen. Der Patient wird in dem Herstellen einer Entspannungssituation frühzeitig vom Therapeuten unabhängig und kann die Übungen selbständig einsetzen.

Eine weitere Übung, die Atementspannung, angelehnt an Svoboda (1984), kann ebenfalls im Sitzen durchgeführt werden und bedarf eines Zeitaufwands von etwa 5 Minuten. Ziel der Übung ist es, durch eine gesteigerte Körpersensitivität und durch geleitete Atemsuggestionen schnell einen Entspannungszustand zu erreichen. Durch Herstellen einer ruhigen Atmosphäre über Ruheassoziationen, die an das Ausatmen geknüpft werden, wird die Entspannungsreaktion herbeigeführt und entsprechend der individuellen Möglichkeiten der Patienten vertieft.

Die Patienten bekommen zur Unterstützung der häuslichen Übung eine Tonbandcassette mit beiden Formen der Entspannungstherapien zur Verfügung gestellt.

Nachdem die Patienten ausreichende Fertigkeiten mit den Entspannungsübungen erworben haben, wird der Risikofaktor Streß angesprochen. Beziehungen zwischen Streßsituationen und Rauchverhalten werden deutlicher. Mit einer durch Diapositive unterstützten Diskussion, die zur Selbsterkenntnis des Typ-A-Verhaltens beitragen soll, wird eine Selbstbeobachtung und -beurteilung des eigenen Verhaltens in Streßsituationen angeregt.

In der therapeutischen Intervention spielt die Förderung von Ausgleichsverhalten eine bedeutsame Rolle. Mit dem Freizeitkalender, durch den Alternativen zum früher häufigen „Freizeitstreß" entwickelt werden sollen, führt der Weg über die

Planung und Durchführung eines streßarmen Tages allein und mit der Familie zur Planung eines längeren streßarmen Zeitraums.

4.2.3 Normalisierung des Lipidstatus

Nachdem bis zur 8. Sitzung das Gruppengeschehen wesentlich durch die Rauchertherapie bestimmt wurde, wird im letzten Drittel der Intensivphase das Thema Ernährung und Fettstoffwechselstörungen akzentuiert. Die Thematik wird in der Gruppe durch Gewichtszunahmen einiger Patienten als Folge der bereits längeren Nikotinabstinenz von akuter Bedeutung. Dem Problem der Gewichtszunahme wird durch eine Selbstbeobachtung der Eßgewohnheiten mit anschließender verstärkter Selbstkontrolle begegnet.

Den Patienten wird der Zusammenhang zwischen erhöhten Blutfetten und kardiovaskulärem Risiko verdeutlicht. Zusätzlich erhalten sie Informationen zur Ernährung, wie z. B. zum Austausch von tierischen Fetten durch hochwertige pflanzliche Fette. Es wird aufgezeigt, welche Nahrungsmittel gemieden und welche bevorzugt verzehrt werden sollten. Patienten mit erhöhten Blutfetten wird eine Computerdiät empfohlen.

4.2.4 Förderung der körperlichen Aktivität

Den Patienten wird vermittelt, daß körperliche Aktivität einen protektiven Faktor gegen eine koronare Herzerkrankung darstellt. Der erste Schritt zur Aktivierung besteht darin, versteckte Bewegungsmöglichkeiten zu nutzen. Danach werden Ausdauersportarten vorgestellt, die die eingeschränkte Belastbarkeit von KHK-Patienten berücksichtigen und die gemeinsam durchgeführt werden sollen. Es handelt sich um Gehen, Schwimmen, Gymnastik, Radfahren und Fitneßtreff.

4.2.5 Information zum Gesundheitswissen

Gezielte und verständliche Informationen zur Förderung des Gesundheitswissens und des Gesundheitsverhaltens sollen den Patienten eine Einstellungs- und Verhaltensänderung ermöglichen. Der relativ langsame Verarbeitungsprozeß in der Gruppe erlaubt den Patienten, die Inhalte nicht nur zu verstehen, sondern auch in Verhalten umzusetzen. Hierbei wird eine gegenseitige soziale Unterstützung angestrebt. Die Inhalte der Gesundheitsinformationen sind:

- KHK und Rauchen,
- KHK und Streß,
- Streß und Rauchen,
- KHK und körperliche Aktivität,
- KHK und Fettstoffwechselstörungen,
- Nichtrauchen und Gewichtszunahme,
- KHK und Ernährung.

Weiterhin wird eine Verbesserung der medikamentösen Compliance angestrebt. In diesem Zusammenhang werden die Patienten über folgende Themen informiert:
- Wirkungsweisen der unterschiedlichen Medikamente,
- Notwendigkeit der regelmäßigen Medikamenteneinnahme,
- Hilfen zur regelmäßigen Medikamenteneinnahme.

5 Beschreibung der Studie

5.1 Beschreibung des Untersuchungsplans

Um die Wirksamkeit des von uns entwickelten Programms „KHK im Gespräch" zu überprüfen, führten wir eine kontrollierte Studie in 11 allgemeinärztlichen Praxen durch. Die Ärzte gehörten z.T. einem wissenschaftlichen Arbeitskreis der Abteilung Allgemeinmedizin der Medizinischen Hochschule Hannover an und hatten bereits Vorerfahrungen mit Gruppenarbeit durch das Programm „Hypertonie im Gespräch - Adipositas". Ihre Ausbildung konnte daher auf 20 Stunden beschränkt werden. Während der Gruppenarbeit fanden allerdings im Abstand von 14 Tagen Treffen statt, um die Sitzungen vor- und nachzubereiten und um zusätzliche Informationen zu vermitteln.

Die an der Studie beteiligten Ärzte wählten aus ihrer jeweiligen Klientel etwa 15 Patienten aus, die entweder bereits eine KHK entwickelt hatten und Raucher waren oder aber die neben dem Rauchen weitere Risiken für eine KHK aufwiesen. Es wurde empfohlen, keine Patienten in die Gruppen einzubeziehen, die älter als 60 Jahre waren. Beide Geschlechter sollten in gleicher Weise berücksichtigt werden. Die nach der Kartei ausgewählten Patienten sollten in einem Beratungsgespräch zur Gruppenbehandlung motiviert und nach ihrer Einwilligung in eine Versuchsgruppe und eine Wartekontrollgruppe aufgeteilt werden. Die Parallelisierung sollte nach folgenden Kriterien erfolgen:

- Art des Tabakkonsums,
- Menge des Tabakkonsums,
- Dauer des Tabakkonsums,
- Geschlecht,
- Lebensalter.

Vor Beginn der Gruppenbehandlung der Versuchsgruppe führte der Arzt mit allen Patienten ein standardisiertes anamnestisches Gespräch und nahm eine körperliche Untersuchung vor, in deren Verlauf Körpergewicht und Körpergröße, barfuß in leicht bekleidetem Zustand, Blutdruck unter Ruhebedingungen sowie Blutfette und Blutzuckerspiegel erhoben wurden. Hierbei wurde eine trockenchemische Methode mit Hilfe des Reflotrongerätes eingesetzt, so daß die Meßwerte den Patienten noch während der Untersuchung zurückgemeldet werden konnten. Im Anschluß an die körperliche Untersuchung füllten die Patienten einen standardisierten Fragebogen aus, in dem neben soziodemographischen Angaben auch um Informationen zum Rauchverhalten, zu gesundheitsbezogenen Einstellungen und sonstigem Gesundheitsverhalten sowie zum Gesundheitswissen gebeten wurde. Zusätzlich wurde ihnen von Zerssens Beschwerdeliste (1979) vorgelegt.

Es folgte zeitlich in allen Praxen parallel die Durchführung der Gruppenbehandlung über 12 Wochen mit 3 Boostersitzungen in 4wöchigen Abständen. In der 2. Sitzung wurde den Patienten auf Privatrezept Nicorette 2 mg verordnet. Sie sollten sie von der 3. Sitzung an zur Verfügung haben. Nach der letzten Boostersitzung wurden Versuchs- und Kontrollpatienten erneut für die körperliche Untersuchung und die Befragung einbestellt, die in gleicher Weise wie zum ersten Meßzeitpunkt durchgeführt wurde. Zusätzlich wurde allerdings eine CO-Messung der ausgeatmeten Luft mit Hilfe eines Geräts der Fa. Vitalograph durchgeführt (kritischer Wert 8 bpm). Weiterhin wurden die Informationen über Zigarettenkonsum, Nicorettekonsum, Geldausgaben für Tabak und Anzahl der rauchfreien Tage für die Patienten der Versuchsgruppe aus der gruppenbegleitenden Dokumentation der Gruppenleiter entnommen.

Nach dem 2. Erhebungstermin begann die Gruppenbehandlung der Kontrollgruppe, wobei weitere Patienten in die jeweiligen Behandlungsgruppen aufgenommen wurden, ohne daß die wissenschaftliche Begleitforschung für die Kontrollgruppe fortgesetzt wurde.

Katamnestische Untersuchungen nach einem Jahr und zwei Jahren sind vorgesehen.

Zur Zeit liegen Analysen zu den katamnestischen Untersuchungen 3 Monate nach Beendigung der Intensivphase des Gruppenprogramms vor. Sie sollen hier vorgestellt werden.

5.2 Beschreibung der Stichprobe

Von den Ärzten wurden 86 Patienten der Versuchsgruppe und 53 Patienten der Kontrollgruppe zugeordnet. Tabelle 7 zeigt die während der Anamnese erhobenen Daten, wobei deutlich wird, daß Versuchs- und Kontrollgruppe hinsichtlich des Krankheitsbildes und der Verteilung der Risikofaktoren vergleichbar sind.

In Tabelle 8 ist eine vergleichende Beschreibung der Rauchgewohnheiten und soziodemographischen Variablen in Versuchs- und Kontrollgruppe vorgenommen worden. Hinsichtlich des Geschlechts, des Lebensalters sowie der Art und Dauer

Tabelle 7. Anamnestische Angaben des Arztes in % (*VG* Versuchsgruppe, n = 86; *KG* Kontrollgruppe, n = 53)

	VG	KG
Bronchitis	57,0	53,8
Angina pectoris	22,6	22,6
Herzrhythmusstörungen	12,9	5,8
Herzinsuffizienz	3,5	3,9
Essentielle Hypertonie	24,4	28,3
Hyperlipoproteinämie	37,8	33,3
Diabetes mellitus	14,5	1,9
Hyperurikämie	11,1	19,2
Arterielle Durchblutungsstörungen	20,2	23,1
Adipositas	30,2	32,1
Physische Inaktivität	45,8	38,5

Tabelle 8. Stichprobenbeschreibung der Versuchsgruppe (*VG*, n = 86) und der Kontrollgruppe (*KG*, n = 53)

	VG	KG	p
Prozentuale Verteilungen (χ^2-Test, df = 1)			
Anteil Frauen	37,2	47,2	n.s.
Volksschulabschluß	65,1	65,4	n.s.
Zigarettenraucher	96,5	96,2	n.s.
Mehr als 20 Zig./Tag	64,6	47,1	$<0{,}05$
Mittelwerte und Standardabweichungen (t-Test, df = 137)			
Alter in Jahren	44,4 (11,6)	43,9 (13,4)	n.s.
Alter bei Rauchbeginn	17,6 (8,0)	18,6 (6,0)	n.s.
Raucherjahre	25,3 (11,2)	23,6 (11,8)	n.s.
Tabakgeld pro Woche in DM	34,5 (16,8)	37,2 (25,2)	n.s.

des Tabakkonsums ist offensichtlich eine Parallelisierung beider Gruppen gelungen, nicht aber hinsichtlich der Menge der gerauchten Zigaretten. In der Versuchsgruppe sind die starken Raucher überrepräsentiert. Vermutlich wird sich dieser Sachverhalt eher erschwerend auf den von uns angestrebten Therapieerfolg auswirken.

Obwohl eine Altersbegrenzung auf 60 Jahre erwünscht war, hat jeder 10. Patient bereits dieses Lebensalter überschritten. Jünger als 30 Jahre sind 10% der Versuchsgruppe und 17% der Kontrollgruppe.

5.3 Indikatoren des Behandlungserfolgs

5.3.1 Tabakkonsum

Es sollen erwartete Veränderungen des Tabakkonsums, des gesundheitlichen Befindens und der während der körperlichen Untersuchung erhobenen Variablen untersucht werden. Tabelle 9 bezieht sich auf Angaben zu den Rauchgewohnheiten während der Dreimonatskatamnese. Überraschend ist, daß nur ein Patient aus der Kontrollgruppe angibt, z.Z. Exraucher zu sein, während von den behandelten Patienten 66,3% diese Angabe machen; 5 Patienten haben die Behandlung abgebrochen; sie werden den Rauchern zugerechnet.

Tabelle 9. Prozentualer Anteil der Raucher in der Versuchsgruppe (*VG*, n = 86) und in der Kontrollgruppe (*KG*, n = 53) in Follow-up nach 3 Monaten

	VG	KG
Exraucher	66,3	1,9
1-10 Zigaretten	17,5	17,0
11-20 Zigaretten	5,9	41,5
Mehr Zigaretten	2,3	35,8
Abbrecher bzw. Zigarren/Pfeife	8,0	3,8
Gesamt	100,0	100,0

Tabelle 10. Befunddokumentation des Arztes zu t_1 (vor der Intervention) und zu t_2 (3 Monate nach der Intervention) für die Exraucher (n = 57) und die Kontrollgruppe (n = 53) - Mittelwerte ($\bar{x}$) und Standardabweichungen *(s)*

	Exraucher				Kontrollgruppe			
	t1		t2		t1		t2	
	$\bar{x}$	*s*	$\bar{x}$	s	$\bar{x}$	*s*	$\bar{x}$	*s*
Gewicht [kg]	75,8	(10,2)	77,5	(10,6)	73,4	(13,4)	73,4	(14,9)
RR syst. [mm Hg]	136,7	(18,8)	131,2	(15,3)	131,4	(20,7)	127,5	(15,4)
RR diast. [mm Hg]	79,9	(7,2)	79,0	(7,8)	79,3	(10,0)	77,9	(10,2)
Puls (pro min)	77,1	(9,9)	75,5	(7,6)	76,7	(9,8)	77,7	(11,8)
Glukose [mg %]	96,7	(26,1)	96,9	(23,1)	91,0	(19,2)	93,5	(19,7)
Cholesterin [mg %]	223,0	(60,0)	206,7	(57,0)	209,1	(57,5)	195,4	(65,5)
HDL [mg %]	48,6	(13,6)	50,2	(14,2	50,4	(12,9)	47,6	(12,2)

Um die Zuverlässigkeit der Patientenaussagen zu überprüfen, konnten wir in 9 Praxen eine CO-Messung der Atemluft vornehmen. Von 43 Patienten, die sich als Exraucher bezeichnen, konnten 41 aufgrund der Meßwerte als nichtrauchend identifiziert werden. Ein Patient mit diskrepanten Angaben ist an einem Hochofen beschäftigt, wodurch möglicherweise der hohe CO-Gehalt seiner Atemluft erklärt werden kann. Somit erscheinen die Patientenangaben sehr zuverlässig.

5.3.2 Körperliche Befunde

Um Programmeffekte auf die körperlichen Befunde überprüfen zu können, werden in Tabelle 10 die Veränderungen dieser Variablen in der Gruppe der Exraucher denen in der Kontrollgruppe gegenübergestellt.

Es zeigt sich, daß die Exraucher durchschnittlich 1,7 kg an Gewicht zugenommen haben, ohne daß damit ein Anstieg des gewichtsabhängigen Glukose- und Cholesterinspiegels verbunden ist. Da sich bei Blutzucker und Blutfetten eher eine Tendenz in die erwünschte Richtung zeigt, hat sich wahrscheinlich das Ernährungsverhalten geändert, was ja ebenfalls als Teilziel des Programms angestrebt wird. Diese Vermutung wird dadurch unterstützt, daß ein Summenwert zu erwünschtem Eßverhalten sich signifikant zwischen den beiden Meßzeitpunkten in der Versuchsgruppe erhöhte (χ^2-Anpassungstest: 16,19; df = 6; $p < 0{,}01$), während er in der Kontrollgruppe unverändert bleibt.

5.3.3 Gesundheitliches Befinden

Während der schriftlichen Befragung wurden die Patienten gebeten, ihr gesundheitliches Befinden auf einer Skala von 1 (sehr gut) bis 5 (sehr schlecht) einzustufen. Abbildung 1 zeigt, daß Exraucher nach der Behandlung ihr Befinden häufiger als gut bzw. sehr gut einstufen als die Patienten der Kontrollgruppe.

Durch die in Tabelle 11 zusammengestellten Befunde werden diese Angaben bestätigt. In der Exrauchergruppe haben sich die Allgemeinbeschwerden, mit der

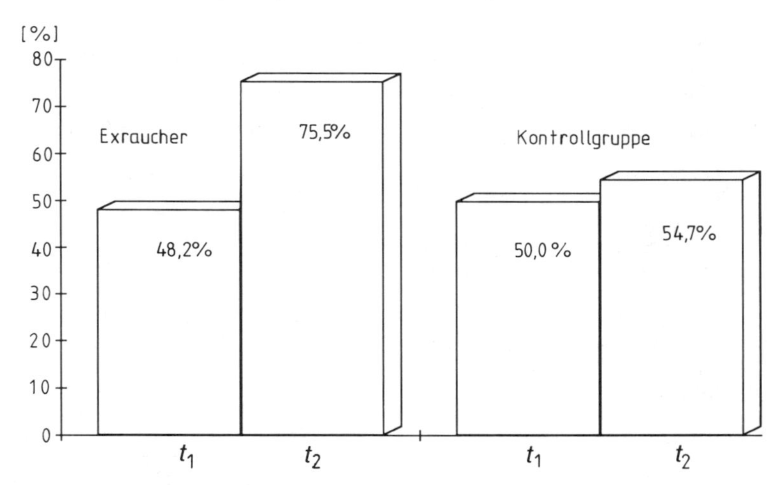

Abb. 1. Einschätzung des gesundheitlichen Befindens als „gut/sehr gut“ in der Exrauchergruppe (n = 57) und der Kontrollgruppe (n = 53) vor (t_1) und 3 Monate nach (t_2) der Intervention

Tabelle 11. Mittelwerte und Standardabweichungen der Allgemeinbeschwerden in der Exrauchergruppe (n = 57) und der Kontrollgruppe (n = 53) vor (t_1) und 3 Monate nach der Intervention (t_2), v.-Zerssen-Skala, t-Test für Paardifferenzen

	Exraucher		Kontrollgruppe	
	$\bar{x}$	*s*	$\bar{x}$	*s*
t_1	33,5	(12,9)	28,6	(17,5)
t_2	25,4	(11,1)	29,1	(16,0)
p	$\leq 0{,}01$		n. s.	

v.-Zerssen-Skala gemessen, deutlich verringert, während das in der Kontrollgruppe nicht der Fall ist.

5.4 Prädikatoren des Behandlungserfolgs

Zum Abschluß soll der Frage nachgegangen werden, ob aufgrund der Rauchgewohnheiten vor der Gruppenbehandlung bereits eine Vorhersage des Behandlungserfolgs möglich erscheint. Zu diesem Zweck wird die gesamte Versuchsgruppe entsprechend der katamnestischen Angaben in die Gruppe der Exraucher und die Gruppe der Raucher unterteilt, und es wird untersucht, ob diese Gruppen sich hinsichtlich der Angaben zu ihren Rauchgewohnheiten zum Zeitpunkt der 1. Datenerhebung unterscheiden. Ausgeschlossen aus der Analyse werden hierbei jene Patienten, die die Gruppenbehandlung abbrachen oder die weiterhin Pfeifen- oder Zigarrenraucher sind.

Tabelle 12 zeigt, wie viele Patienten der jeweiligen Gruppe die aufgeführte Rauchgewohnheit aufweisen. Mit Hilfe des χ^2-Tests bzw. des t-tests wird über-

Tabelle 12. Rauchgewohnheiten — Angaben vor der Intervention getrennt nach Exrauchern (n=57) und Rauchern (n=22) innerhalb der Versuchsgruppe zum Zeitpunkt der 3monatigen Katamnese

Rauchgewohnheiten	Exraucher [%]		Raucher [%]		χ^2; df=1 p
Mehr als 20 Zigaretten/Tag	61,8		65,0		n.s.
Ununterbrochen geraucht	27,3		27,3		n.s.
Länger als 6 Monate nicht geraucht	26,8		25,0		n.s.
Rauchen hat Gesundheit geschadet	62,7		75,0		n.s.
Partner raucht	36,8		63,6		$\leqslant 0{,}05$
Mehrzahl der Freunde sind Nichtraucher	23,6		27,5		n.s.
In Gesellschaft mehr rauchen	66,1		59,1		n.s.
Bei Kummer mehr rauchen	66,1		81,8		n.s.
Am Wochenende mehr rauchen	32,1		36,4		n.s.
	$\bar{x}$	*(s)*	$\bar{x}$	*(s)*	t-Test, p
Alter bei Rauchbeginn	18,5	(5,5)	16,1	(2,2)	$\leqslant 0{,}01$
Raucherjahre	24,9	(11,3)	28,3	(10,1)	n.s.

Tabelle 13. Rauchermotive - Angaben vor der Intervention getrennt nach Exrauchern (n=57) und Rauchern (n=22) innerhalb der Versuchsgruppe zum Zeitpunkt der 3monatigen Katamnese in % (Signifikanzprüfung durch χ^2-Test, df=1)

Motive	Exraucher	Raucher	p
Langeweile	35,1	13,6	=0,05
Gegen Hunger	17,5	22,7	n.s.
Geschmack	54,4	59,1	n.s.
Angewohnheit	70,2	50,0	n.s.
Sonst zu dick	21,1	36,4	n.s.
Ausgeglichenheit	50,9	40,9	n.s.
Solidarität	17,5	13,6	n.s.
Anregung	31,6	27,3	n.s.
Stuhlgang	10,5	18,2	n.s.

prüft, ob sich beide Gruppen hinsichtlich des Ausprägungsgrades der aufgeführten Variablen unterscheiden. Es wird deutlich, daß die Tatsache, daß der Partner des Patienten raucht, in Zusammenhang mit dem Behandlungserfolg steht. Patienten mit ebenfalls rauchendem Partner haben geringere Chancen, Exraucher zu werden, als Personen, die mit Nichtrauchern zusammenleben. Außerdem haben erfolgreiche Patienten später mit dem Rauchen begonnen als erfolglose.

In Tabelle 13 schließlich wird eine entsprechende Analyse für die Rauchmotive vorgenommen. Auch hier gibt es nur eine Angabe, die zwischen beiden Gruppen differenziert: Es handelt sich darum, daß erfolgreiche Exraucher eher aus Langeweile rauchten als die nicht erfolgreichen Raucher.

5.5 Diskussion

Obwohl die Datenanalyse noch nicht abgeschlossen ist und die Jahreskatamnesen noch ausstehen, kann jetzt bereits ausgesagt werden, daß wichtige Behandlungsziele erreicht wurden: Zum Zeitpunkt der Dreimonatskatamnese waren die Patienten im Regelfall bereits seit 5 Monaten Exraucher, da in der 3. Woche laut Programmvorgabe mit dem Rauchen Schluß gemacht wird. Eine Exraucherquote von 66% ist zu diesem Zeitpunkt beachtlich, selbst wenn berücksichtigt wird, daß es bereits 26,8% der Exraucher in der Vergangenheit mindestens einmal gelungen war, 6 Monate ohne Zigarette auszukommen (vgl. Tabelle 12). Die zuvor aufgeführte Literatur belegt, daß Erfolgsquoten in dieser Größenordnung eher zu den Ausnahmen gehören.

Unmittelbar nach Abschluß des 12wöchigen Trainingsprogramms waren nach der Dokumentation der Gruppenleiter die Exraucherraten allerdings höher gewesen und beliefen sich auf 77%, so daß innerhalb von 3 Monaten, obwohl 3 Boostersitzungen stattfanden, die Erfolgsrate um 11% absank. Es wird sich zeigen, ob durch die in der ärztlichen Praxis mögliche Langzeitbetreuung eine weitere deutliche Verringerung dieser Erfolgsquote, wie sie aus anderen Studien bekannt ist, verhindert werden kann.

Bei der Diskussion der Erfolgsraten muß allerdings auch berücksichtigt werden, daß die Patienten nicht von sich aus den Wunsch nach einer Rauchertherapie geäußert hatten, sondern vom Arzt aufgrund ihres Risikoprofils angesprochen worden waren und daß als Folge davon nach Aussagen der Gruppenleiter offensichtlich viele Patienten deswegen eingewilligt hatten, um ihren Arzt nicht zu enttäuschen, ohne aber primär zur Raucherentwöhnung motiviert zu sein. Hieraus ergaben sich während der Gruppenarbeit insbesondere in der Anfangsphase Probleme, da die Patienten den an sie gerichteten Forderungen Widerstand entgegensetzten. Unter diesem Gesichtspunkt hat es sich als sinnvoll erwiesen, erst in der 3. Sitzung den Schlußpunkt einzuführen, da die Motivation zum Tabakverzicht in vielen Fällen erst innerhalb der ersten beiden Sitzungen geweckt werden muß. Um so erstaunlicher ist die geringe Abbrecherrate von 6%, die belegt, daß das Programm insgesamt gut akzeptiert wurde.

Eine Analyse des Nicorettekonsums zeigt, daß 14% der Patienten die Aufnahme von Nikotin über das Kaugummi verweigerten. Die Begründung einiger Patienten, sie befürchteten schädliche Wirkungen des Nikotins, entbehrt auf dem Hintergrund der langen Raucherkarriere nicht einer gewissen Ironie. Von den übrigen Patienten wurden im Durchschnitt 2 Packungen über einen Zeitraum von 8 Wochen verbraucht. Es ist kein Fall bekanntgeworden, daß Nicorette über das Programmende hinaus regelmäßig konsumiert wurde. Wohl aber tragen viele Patienten Nicorette regelmäßig bei sich, um Versuchungssituationen besser widerstehen zu können.

Durch die Arbeit von Tonnesen et al. (1988) mit bereits zur Entwöhnung bereiten Patienten ist die Diskussion darüber angeregt worden, ob bei einem Teil der Patienten die Dosis von 2 mg Nikotin nicht besser durch eine 4-mg-Dosis ersetzt werden sollte. In dieser Arbeit wurde die Kombination einer Gruppenberatung über 6 Sitzungen mit Nikotinkaugummiunterstützung erprobt. Zusätzlich wurde mit Hilfe einer Selbstbeurteilungsskala (Horn-Russel-Scale) das Ausmaß der

Abhängigkeit vom Nikotin eingeschätzt. Es zeigte sich ein deutlicher Zusammenhang zwischen dem Ausmaß der Abhängigkeit und der für den Erfolg erforderlichen Nikotindosis. Nikotinabhängige Personen profitierten stärker von 4-mg-Dosen, während für weniger Abhängige 2-mg-Dosen einen vergleichbaren Erfolg zeigten. Folgende Erfolgsraten werden für Katamnesen von 6 Wochen, einem Jahr und zwei Jahren angegeben:
stark Nikotinabhängige mit 4-mg-Dosis (n = 27): 81,5 %; 44,4 %, 33,3 %;
stark Abhängige mit 2-mg-Dosis (n = 33): 54,5 %; 12,1 %; 6,1 %;
mittel und schwach Abhängige mit 2-mg-Dosis (n = 60): 73,3 %; 38,3 %; 28,3 %;
schwach Abhängige mit 2-mg-Dosis (n = 60): 73,3 %; 38,3 %; 28,3 %.

Personen, die die Gruppenberatung kombiniert mit einem Plazebokaugummi erhielten (n = 53), zeigten folgende Erfolgsraten: 41,5 %; 22,6 %; 9,4 %.

Aufgrund dieser Untersuchung scheint es für den zukünftigen Einsatz des von uns entwickelten Programms sinnvoll, für die Verordnung der Nikotindosis das Ausmaß der Nikotinabhängigkeit zu berücksichtigen.

Erfreulich ist, daß der durch die Nikotinabstinenz zu erwartende Gewichtsanstieg, der mehrere Kilogramm betragen kann, in unserer Studie sehr gering ist und nicht mit Verschlechterungen der Blutparameter, insbesondere der Blutfettwerte, einhergeht. Offensichtlich ist es durch die im Programm vorgesehene Ernährungsberatung gelungen, unerwünschte Wirkungen des Tabakverzichts zu kontrollieren. Die positiven Auswirkungen, die die Exraucher auf ihr gesundheitliches Befinden und ihre körperlichen Beschwerden erfahren haben, sollten dazu betragen, daß das Nichtrauchen als neue Gewohnheit gefestigt und der langfristige Behandlungserfolg gesichert wird. Nachfolgende katamnestische Untersuchungen werden hierüber Auskunft geben.[1]

Literatur

Agras SW (1981) Behavioral approaches to the treatment of essential hypertension. Int J Obes 5: 173–181

Assmann G, Schulte T (1986) Procam-Trial, prospective cardiovascular münster trial. Panscienta, Zürich

Basler HD, Bauermann H, Beckers HH et al. (1988) Beeinflussung des Risikoprofils von adipösen essentiellen Hypertonikern durch das Gruppenprogramm „Hyertonie im Gespräch". Soz Präventivmed 33: 46–50

Benson H, Alexander S, Feldman CF (1975) Decreased premature ventricular contractions through use of the relaxation response in patients with stabile ischemic heartdisease. Lancet: 380–382

Benson H, Kotch JB, Crassweller KD (1978) Stress and hypertension: interrelations and management. Cardiovasc Clin 9/1: 113–124

Brengelmann J (1979) Selbstkontrolle als wirksamste und wirtschaftlichste Methode der Raucherentwöhnung. Suchtgefahren 25: 194–204

[1] Die Arbeitsgruppe besteht aus: Prof. Dr. H.-D. Basler, Philipps-Universität Marburg; Dipl.-Psychologe U. Brinkmeier, Hannover; Dipl.-Volkswirt G. Büchler, GALENUS MANNHEIM; Dr. K. Buser, Medizinische Hochschule Hannover; Dr. G. Gluth, GALENUS MANNHEIM; Prof. Dr. M. Kunze, Universität Wien; Dipl.-Volkswirt H. Wenzel, Boehringer-Mannheim. Die Studie wurde von GALENUS MANNHEIM gefördert.

British Thoracic Society (1983) Comparison of four methods of smoking withdrawal in patients with smoking related diseases: Report by a subcommittee of the Research Committee of the British Thoracic Society. Brit J Med 286: 595-587

Bruno R, Arnold C, Jacobson L, Winick M, Wynder E (1983) Randomized controlled trail of a nonpharmacologic cholestorol reduction program at the workside. Prev Med 12: 523-532

Burton BT (1987) Ernährung und Medizin in den USA. Aktuel Ernähr 12: 145-148

Case RB, Heller SS, Case NB, Moss AJ (1985) Type a behavior and survival after acute myocardial infarction. N Engl J Med 312/12

Castelli W (1987) Changes of body weight and lipoproteins. 3. Jahrestagung der Deutschen Gesellschaft für Adipositasforschung, München 39.-31.10.

Charlton RA, Laster TM (1983) Coronary heart disease and human behavior. Prev Med 12: 610-618

Choquette G, Ferguson RJ (1973) Blood pressure reduction in borderline hypertensives following physical training. Can Med Assoc J 17/108: 699-703

Chrastek J, Souckowa E (1977) Effect of prolonged training and therapy on the blood pressure and performance of hypertonic patients. Review of Czechoslovak Medicine 23: 167-179

Daniels LM (1978) How can you improve patient compliance? Nursing, Horsham Jenkintown 8/5

Davidoff F (1976) Compliance with antihypertensive therapy: the last link in the chain. Conn Med 40/6: 378-383

Davison GC, Neale JM (1979) Klinische Psychologie. Urban & Schwarzenberg, München Wien Baltimore

Deutsche Gesellschaft für Ernährung e.V. (Hrsg) (1984) Ernährungsbericht 1984. Selbstverlag, Frankfurt am Main

Fagerström KO (1982) A comparison of psychological and pharmacological treatment in smoking cessation. J Behav Med 5: 343-351

Fee WM, Stewart MJ (1982) A controlled trial of nicotine chewing gum in a smoking withdrawal clinic. Practitioner 226: 148-151

Ferstl R, Jokusch U, Brengelmann JC (1975) Die verhaltenstherapeutische Behandlung des Übergewichts. Intern J Gesundheitserziehung 18: 119-136

Finnerty F (1978) The problem of non-compliance. Medical Times 106/5: 71-75

Franzkowiak P (1987) Risikoverhalten als Entwicklungsaufgabe. In: Laaser U, Sassen G, Murza G, Sabo P (Hrsg) Prävention und Gesundheitserziehung. Springer, Berlin Heidelberg New York Tokyo

Gutzwiller F (1981) Zukunftsaspekte präventiver Maßnahmen. In: Ciba-Geigy GmbH (Hrsg) Volkskrankheiten in der Industriegesellschaft Ciba-Geigy, Wehr

Gutzwiller F (1988) Herz-Kreislauf-Krankheiten: ein medizinisches und soziales Problem. Soz Präventmed 15: 6-10

Hahn P, Nüssel E, Stieber M (1966) Psychosomatik und Epidemiologie des Herzinfarktes. Z Psychosom Med 12

Härtel U, Stieber J, Keil U (1988) Social relations and smoking behaviour: results from the first MONICA survey Augsburg. Soz Präventivmed 33: 27-31

Henke KD, Behrens C, Arab L, Schlierf G (1986) Die Kosten ernährungsbedingter Krankheiten. Kohlhammer, Stuttgart Berlin Köln Mainz (Schriftenreihe des Bundesministers für Jugend, Familie und Gesundheit, S 53)

Hinke A, Huber D (1984) Raucherentwöhnung mit medikamentöser Hilfe. Med Welt 35: 16

Hjalmarson AIM (1984) Effect of nicotine chewing gum in smoking cessation: a randomized, placebo-controlled, double-blind study. JAMA 252: 2835-2838

Hodapp V, Weyer G (1982) Zur Streßhypothese der essentiellen Hypertonie. In: Vaitl D (Hrsg) Essentielle Hypertonie. Springer, Berlin Heidelberg New York

Inui TS (1976) Improved outcomes in hypertension after physicians tutorials. Ann intern Med 84: 646-651

Jacobson E (1938) Progressive relaxation. Univ of Chicago Press, Chicago

Jaeckel H (1985) Psychologische Behandlung essentieller Hypertoniker. In: Basler HD, Florin I (Hrsg) Klinische Psychologie und körperliche Krankheit. Kohlhammer, Stuttgart Berlin Köln Mainz

Jamrozik K, Fowler G, Vessey M, Wald N (1984) Placebo controlled trial of nicotine chewing gum in general practice. Br Med J 289: 794-797

Jarvis MJ, Raw M, Russel MAH, Feyerabend C (1982) Randomised controlled trial of nicotin chewing-gum. Br Med J 285: 537-540
Jenkins CD (1981) Kritische Betrachtung des Zusammenhangs zwischen Typ-A-Verhalten und verschiedenen Manifestationen koronarer Herzkrankheit. In: Dembrosky TM und Hallhuber MJ (Hrsg) Verhalten und koronare Herzkrankheit. Springer, Berlin Heidelberg New York
Kanfer FH, Phillips JS (1970) Learning foundations of behaviour therapy. Wiley, New York
Kannel WB, Brand N, Skinner JJ, Dawber TR, McNamara PM (1967) The relation of adiposity to blood pressure and development of hypertension: the framingham study. Ann Intern Med 67: 48
Keil U, Hense HW (1985) Ergebnisse der Münchner Blutdruckstudie (MBS) und des Münchner Blutdruck-Programms (MBP). Ihre Aussagen für die Patientenführung in der niedergelassenen Praxis. Allgemeinmed 14: 7-11
Keil U, Remmers A, Chambless L, Hense HW, Stieber J, Lauck A (1986) Epidemiologie des Bluthochdrucks. MMW 23: 424-429
Killen JD (1984) Nicotine gum and self-regulation training in smoking relapse prevention. Behav Therapy 15: 234-239
Kraiker C (Hrsg) (1974) Handbuch der Verhaltenstherapie. Kindler, München
Levi L (1974) Psychosocial stress and disease: A conceptual model. In: Gunderson EKE, Rahe RH (eds) Life stress and illsness. Thomas, Springfield 3
Levine DM, Green LW, Deeds JC, Russel RP, Finlay J (1979) Health education für hypertensive patients. JAMA 241/16: 1700-1703
Malcolm RE, Silett RW, Turner JAM, Ball KP (1980) The use of nicotine chewing gum as an aid to stopping smoking. Psychopharmacology 70: 295-296
Myrtek M (1985) Streß and Typ-A-Verhalten, Risikofaktoren der koronaren Herzkrankheit. Thieme, Stuttgart New York, S 54-61
Nelson L, Esler MD, Jennings GL, Korner PI (1986) Effects of changing levels of physical activity on blood pressure and haemodynamics in essential hypertension. Lancet II: 473-476
Ornish D, Schwerwitz LW, Doody RS et al. (1983) Effects of stress management and dietary changes in treating ischemic heart disease. JAMA 249/1: 54-59
Page I, McCubbin JW, Corcoran AC (1958) A guide to theory of arterial hypertension. Biol Med 1: 307
Patel C (1975) 12-month follow-up of yoga and biofeedback in the management of hypertension. Lancet I: 62-64
Patel C (1983) A new dimension in the prevention of coronary hearth disease. In: Dembrowski TM, Schmidt T, Blümchen G (ed) Biobehavioral basis of coronary heart disease. Karger, Basel München New York, pp 416-438
Pflanz M (1978) Epidemiologische Fragen und Datenerfassung. In: Bock KD (Hrsg) Sozialmedizinische Probleme der Hypertonie in der Bundesrepublik Deutschland. Thieme, Stuttgart Heidelberg New York
Pflanz M (1982) Druck und Hochdruck-Interpretationsspiele und Mosaiktheorien in der Hypertonieforschung. In: Vaitl D (Hrsg) Essentielle Hypertonie. Springer, Berlin Heidelberg New York
Priebe U, Wagner U, Homuth V, Jajdu J, Läuter J (1977) Das unterschiedliche Verhalten des Blutdrucks bei körperlichem Training von Hypertoniepatienten des klinischen Schweregrades 1. Dt Gesundheitswesen 32: 1547-1552
Puska P, Björkquist S, Koskela K (1979) Nicotin-containing chewing gum in smoking cessation: a double blind trial with half year follow-up. Addict Behav 4: 141-146
Raptis S (1980) Hypertonie und Diabetes mellitus. In: Rosenthal J (Hrsg) Arterielle Hypertonie. Springer, Berlin Heidelberg New York
Raw M (1980) Comparison of nicotine chewing gum and psychological treatments for dependent smokers. Br Med J 281: 481-484
Rosenman RH (1983) Psychosomatic risk factors and coronary heart disease. Huber, Bern Stuttgart Wien
Russel MAH, Merriman R, Stapleton J, Taylor W (1983) Effect of nicotine chewing gum as an adjunct to general practitioners' advice against smoking. Br Med J 287: 1782-1785
Rychlik R (1987) Die sozialmedizinische Bedeutung der koronaren Herzerkrankung aus der Sicht

niedergelassener Ärzte. In: Laaser U, Sassen G, Murza G, Sabo P (Hrsg) Prävention und Gesundheitserziehung. Springer, Berlin Heidelberg New York Tokyo

Sackett DL, Haynes RB (1976) Compliance with Therapeutic Regimes. John Hopkins Univ Press, Baltimore

Schettler G (1982) Der Mensch ist so jung wie seine Gefäße. Piper, München Zürich

Schmidt F (1984) Raucherentwöhnung. Rowohlt, Reinbek

Schneider NG, Jarvik ME, Forsythe AB, Read LL, Elliot ME, Schweiger A (1983) Nicotine gum in smoking cessation: a placebo controlled, doubleblind trial: Addict Behav 8: 253-261

Schulte D (Hrsg) (1976) Diagnostik in der Verhaltenstherapie. Urban & Schwarzenberg, München Berlin Wien

Schulte H, Assmann G (1988) Ergebnisse der „Prospective cardiovascular Münster" (Procam)-Studie. Soz Präventivmed 33: 32-37

Schultz IH (1979) Das autogene Training. Thieme, Stuttgart

Seer P (1979) Psyhcological control of essential hypertension: Review of the literature and methodological critique. Psychol Bull 86: 1015-1043

Shoemaker JE, Tasto DL (1975) The effects of muscle relaxation on blood pressure of essential hypertension. Behav Res Ther 13: 29-43

Siegrist J (1985) Koronargefährdendes Verhalten. In: Basler HD, Florin I (Hrsg) Klinische Psychologie und körperliche Krankheit. Kohlhammer, Stuttgart Berlin Köln Mainz

Statistisches Bundesamt (1987) Absatz von Tabakwaren und Zigarettenhüllen, 4. Vierteljahr und Jahr 1986. Selbstverlag, Stuttgart Mainz

Stieber J, Döring A, Keil U (1982) Häufigkeit, Bekanntheits- und Behandlungsgrad der Hypertonie in einer Großstadtbevölkerung. MMW 35: 747-752

Stieber J, Härtel U, Heller WD, Keil U, Gostomzyk JG (1988) Smoking habits and attitude to smoking in the study of population of the MONICA project Augsburg. Soz Präventmed 33: 22-26

Stunkard A (1974) New treatments of obesity - behavior modification. In: Bray GA, Bethune JE (eds) Treatment and management of obesity. Harper & Row, Hagerstown, pp 103-116

Surwitt RS, Shapiro D, Good MI (1978) Comparison of cardiovascular biofeedback, neuromuskular feedback and meditation in the treatment of borderline essential hypertension. J Consult Clin Psychol 46: 252-263

Svoboda T (1984) Das Hypnosebuch. Kösel, München

Tonnesen P, Fryd V, Hansen M, Helsted J, Gunnersen AB, Forchammer H, Stockner M (1988) Effect of nicotine chewing gum in combination with group counseling on the cessation of smoking. N Engl J Med 318: 15-18

Troschke J v (1987) Das Rauchen. Birkhäuser, Basel Boston

Wechsler JG, Schönborn J, Ditschuneit H (1980) Übergewicht und Blutdruck. In: Rosenthal J (Hrsg) Arterielle Hypertonie. Springer, Berlin Heidelberg New York

Welsch W (1978) Wirksamkeitskontrolle von Raucherentwöhnungskurven in Volksschulen und anderen Einrichtungen der Erwachsenenbildung. Bundeszentrale für gesundheitliche Aufklärung, Köln

Welsch W (1983) Wirksamkeitskontrolle von Raucherentwöhnungskurven in Volksschulen und anderen Einrichtungen der Erwachsenenbildung. Bundeszentrale für gesundheitliche Aufklärung, Köln

Weltgesundheitsorganisation (1985) Gesundheit 2000. Regionalbüro der WHO für Europa, Kopenhagen

Woeber K, Bauermann E, Bromka U, Gschaider L, Spehl E (1981) Diagnostik und Therapie von Rauchern in der Sprechstunde. Allgemeinmed 19: 64-67

Zerssen D v, Koeller DM (1976) Die Beschwerdenliste. Beltz, Weinheim

Erfahrungen mit dem Nichtrauchertraining für Koronarpatienten aus der Sicht des niedergelassenen Arztes

S. Ehrhardt-Schmelzer

Es ist unbestritten, daß das Rauchen bei der Entstehung von kardiovaskulären Erkrankungen wie zum Beispiel der koronaren Herzkrankheit (KHK) und der arteriellen Verschlußkrankheit (AVK), sowie von Lungen- und Bronchialkrankheiten einschließlich der Tumorerkrankungen zu den Hauptrisikofaktoren zählt.

Aus präventiv- und kurativmedizinischer Sicht ist es deshalb besonders wichtig, alle gefährdeten Patienten und alle bereits erkrankten einer intensiven Rauchertherapie zuzuführen.

Wenn man den Anteil der rauchenden Patienten in einer Praxis betrachtet und dabei vor allem die große Zahl derjenigen, die an einer raucherbedingten Erkrankung leiden, wie z. B. der Raucherbronchitis, rezidivierenden Atemwegsinfekten, kardiovaskulären Erkrankungen wie z. B. KHK und AVK, oder die zusätzliche Risikofaktoren haben wie Hypercholesterinaemie, arterielle Hypertonie, Diabetes mellitus, Übergewicht, Bewegungsarmut, Streßbelastung und Hyperurikaemie, wird sehr schnell klar, wie umfangreich und intensiv in jeder Praxis und von jedem Arzt eine Rauchertherapie durchgeführt werden sollte.

Da ich mich seit meinem Studium und meiner Kliniktätigkeit gerade für die präventive Medizin interessiere, biete ich den Patienten in meiner Praxis umfangreiche Ernährungsschulungen, Diätgespräche und das Training von Entspannungsübungen wie z. B. Muskel- oder Atementspannungsübungen an.

Auch für meine rauchenden Risikopatienten habe ich mich in der Vergangenheit eingesetzt. Diese Therapie sah bisher so aus:

Nach einem eingehenden Aufklärungsgespräch über die Risiken und Folgen des Rauchens sowie Erörterung der individuellen Untersuchungsergebnisse und Labordaten habe ich dem Patienten dringend geraten, nun nicht mehr zu rauchen. Zur Unterstützung der Therapie konnte ich ihm intensive Einzelgespräche in meiner Praxis anbieten und zusätzlich den Einsatz von pharmakologischen Hilfsmitteln in Form von nikotinhaltigen Medikamenten wie z. B. die „Nicorette" oder die Anwendung von Außenseitermethoden wie die Ohrakupunktur und Laserohrakupunktur. Leider waren trotz meines hohen persönlichen Einsatzes und des großen Zeitaufwandes die Erfolge nur sehr mäßig. Wenige Einzelerfolge standen im krassen Mißverhältnis zu dem geschilderten Aufwand. Viele meiner Patienten waren enttäuscht, weil sie es wieder einmal nicht geschafft hatten, von der Zigarette loszukommen. Ich war enttäuscht, weil ich allmählich an meinen pädagogischen Fähigkeiten zweifelte.

Ich suchte deshalb nach einer Therapiemöglichkeit, die noch intensiver für den Patienten ist, die erfolgreicher ist als die bisherigen Therapieversuche, die mich andererseits aber zeitlich nicht noch mehr als bisher in Anspruch nimmt. So lernte ich das Therapieprogramm „KHK im Gespräch“ kennen. Ich war gespannt auf den Erfolg dieser Methode.

Zur Teilnahme an der Pilotstudie bewogen mich mehrere Gründe. In meiner Praxis betreue ich viele KHK-Patienten oder KHK-gefährdete Patienten, die dringend einer intensiven Rauchertherapie bedürfen. Ich nenne hier 3 Beispiele aus meiner Gruppe:

1) Der 1. Patient ist ein 43jähriger Geschäftsmann, der von früh bis spät unter einer starken Streßbelastung leidet, und der seit 25 Jahren etwa 1-2 Schachteln Zigaretten täglich raucht. Seit ungefähr 2 Jahren sind bei ihm Herzrhythmusstörungen bekannt, die besonders bei Belastung auftreten und die eine medikamentöse Therapie erforderlich machen. Zusätzlich sind in den letzten Monaten belastungsabhängige Angina-pectoris-Anfälle aufgetreten sowie eine deutliche Leistungsminderung.
2) Der 2. Patient ist ein 58jähriger Lagermeister, der in einer großen Spedition tätig ist und seit über 40 Jahren 40-60 Zigaretten täglich raucht. Zusätzlich leidet er an einem arteriellen Hypertonus, der medikamentös behandelt wird und an einer Hypercholesterinaemie mit Cholesterinwerten zwischen 230 und 250 Milligramm pro Deziliter. Seit 3½ Jahren ist bei dem Patienten eine AVK vom Oberschenkeltyp bekannt mit schmerzfreien Gehstrecken von damals 400 m und in den letzten Monaten nur noch 150 m.
3) Das 3. Beispiel ist eine 55jährige Patientin, die seit 35 Jahren ungefähr 40-50 Zigaretten täglich raucht. Sie leidet an einer chronischen Raucherbronchitis seit vielen Jahren mit immer wiederkehrenden schweren Atemwegsinfekten, die meist antibiotisch therapiert werden mußten. Weiterhin ist bei ihr seit 9 Monaten eine koronare Herzkrankheit bekannt, mit typischen Angina-pectoris-Anfällen bei Belastung und entsprechenden ST-Streckensenkungen im Belastungs-EKG.

Das Therapieprogramm „KHK im Gespräch“ bietet gerade diesen Patienten neben der Rauchertherapie eine intensive Begleittherapie wie die Behandlung der Hypercholesterinämie, Streßbewältigung, den gezielten Einsatz von Entspannungsverfahren und anderes mehr.

Außerdem hatte ich die Hoffnung auf einen wesentlich größeren Erfolg durch die aktive Gruppenarbeit mit einem gemeinsamen Ziel und das noch intensivere therapeutische Verfahren, gerade bei den oben genannten Risikopatienten.

Ich war also hochmotiviert und sehr neugierig. Nach einem Informationsabend fand sich meine 1. Rauchergruppe zusammen. Dann ging es los.

Nach der 1. von 12 Gruppensitzungen war ich jedoch so enttäuscht, daß ich an ein erfolgreiches Ende dieser Gruppentherapie nicht mehr glaubte. Meine Gruppe war nicht etwa inaktiv oder verschlossen, ganz im Gegenteil beteiligten sich alle Gruppenteilnehmer von Anfang an an den Diskussionen, stellten sich gegenseitig in Partnerinterviews vor und zeigten schon früh schauspielerische Fähigkeiten in den Rollenspielen.

Mein Problem bestand darin, daß sich zunächst alle 10 Gruppenteilnehmer darüber einig waren, daß sie im Grunde genommen keinen Anlaß hätten, mit dem Rauchen aufzuhören. Sie bombardierten mich förmlich mit Argumenten *für* das Rauchen. Hier einige Beispiele:

- „Es gibt einfach nichts Schöneres als eine Zigarette zum Entspannen, warum sollte man da mit dem Rauchen aufhören?“
- „Unsere Umwelt ist so verschmutzt, wir atmen so viele Schadstoffe ein, da kommt es auf die paar Zigaretten auch nicht mehr an.“
- „Mein Großvater ist fast 90 Jahre alt geworden, er hat immer geraucht und war nie krank. Warum sollte es mir da anders ergehen?“
- „Ich habe Angst, daß, wenn ich aufhöre zu rauchen, ich wieder an Gewicht zunehme. Da ist es mir schon lieber, weiter zu rauchen.“
- „Ich brauche die Zigaretten zur Verdauung. Wenn ich nicht mehr rauche, muß ich mehr Abführmittel nehmen.“
- „Ich fühle mich eigentlich gar nicht so krank, daß ich deshalb das Rauchen aufgeben sollte.“
- „Ich weiß eigentlich gar nicht, warum ich hier in dieser Gruppe bin. Ich mache nur deshalb mit, weil Sie als meine Ärztin es mir empfohlen haben.“
- „Ich leide den ganzen Tag unter Streß, da kann ich die Zigaretten nicht auch noch aufgeben.“
- „Ich habe Angst, daß ich es wieder nicht schaffe, mit dem Rauchen aufzuhören. Da rauche ich lieber gleich weiter.“

Ich war völlig konsterniert, denn mit dieser Entwicklung hatte ich überhaupt nicht gerechnet. Deshalb setzte ich mich sofort mit einem der Programmautoren in Verbindung, um mit seiner Hilfe Möglichkeiten zu finden, diese negative Gruppeneinstellung zu verändern.

Ich konnte meine Patienten schließlich dazu bewegen, eine Woche lang ihr Rauchverhalten einmal genau zu beobachten und über jede gerauchte Zigarette Protokoll zu führen. Dabei wurden die ersten Argumente *gegen* das Rauchen laut. Viele Patienten gaben zu, häufig unbewußt zu rauchen. Der Griff zur Zigarette sei wie ein unbewußter Reflexmechanismus. Sie berichteten, daß ihnen nicht jede Zigarette schmecken würde. Oft würde aus Langeweile oder aus Nervosität geraucht. Es gäbe im Grunde viele Situationen, in denen auf das Rauchen ganz verzichtet werden könnte.

Auch der Diavortrag, den ich an diesem Abend über die koronare Herzkrankheit, ihre Entstehung, Ursachen, Symptome und Folgen hielt, machte meine Gruppe sehr nachdenklich und betroffen. Plötzlich wurden die eigenen täglichen Beschwerden wie Angina pectoris und Claudicatio intermittens nicht mehr bagatellisiert, sondern offen in der Gruppe angesprochen.

Früh setzte ich außerdem mit großem Erfolg Muskel- und Atementspannungsübungen ein, die nicht nur meinen Patienten, sondern auch mir wertvolle Erholungspausen nach den heißen Diskussionen verschafften.

Ganz langsam kam in der Gruppe Motivation für die Ziele des Programms auf, und am 3. Gruppenabend waren alle 10 Gruppenteilnehmer bereit zu sagen: „Wir wollen versuchen, von nun an nicht mehr zu rauchen.“

Nach einer letzten in der Gruppe gerauchten Zigarette und nach einem in der Gruppe gekauten Nikotinkaugummi begann für alle die 1. rauchfreie Woche.

Den nächsten Tag dieser Woche erwartete ich mit großer Spannung, aber es passierte nichts Unvorhergesehenes. Einige Patienten riefen mich an, um mir mitzuteilen, daß sie bisher ohne Zigarette ausgekommen seien und daß die Nicorette ein guter Ersatz für die Zigaretten sei. Sie hätten sich das Ganze viel schlimmer vorgestellt.

Die 1. Woche ging vorüber, und der nächste Gruppenabend wurde sehnsüchtig herbeigewünscht. Das Ergebnis war verblüffend. Von 10 Gruppenteilnehmern hatten 9 Patienten in dieser 1. Woche rauchfreie Tage. Ein Patient hatte seinen Zigarettenkonsum drastisch reduzieren können. Die Patienten waren begeistert und stolz auf ihren ersten Erfolg. Sie beglückwünschten sich, lobten sich und motivierten sich untereinander. Mit leuchtender Farbe wurden ihre ersten Erfolge im Erfolgsbarometer festgehalten.

An diesem Abend wurde die Entspannungsübung als noch angenehmer empfunden. Die Nicorette, die zunächst von einigen Gruppenteilnehmern als nicht akzeptabel eingestuft worden war, fand jetzt als gutes Hilfsmittel uneingeschränktes Lob.

In den nächsten Wochen machte mir die Arbeit als Gruppenleiterin besonders viel Spaß. Die Gruppe entwickelte mehr Eigeninitiative. Eine gemeinsame Sonntagswanderung, gemeinsame Kegelabende und Schwimmtreffen wurden organisiert und durchgeführt. Erfolg und Mißerfolg wurden offen in der Gruppe diskutiert. Die Erfolgreichen wurden gelobt, diejenigen, die noch nicht erfolgreich waren, wurden motiviert, aber auch kritisiert.

Mittlerweile identifizierten sich die Gruppenmitglieder mit dem gemeinsamen Gruppenziel. Erste positive Erlebnisse von Einzelnen, die sich nach einigen Wochen zeigten, wirkten in der gesamten Gruppe motivationsverstärkend.

Der Patient mit den Herzrhythmusstörungen verspürte jetzt nicht mehr so häufig Herzstolpern und er bemerkte eine Verbesserung seiner Leistungsfähigkeit. Er konnte jetzt im Schwimmbad anstatt einer 8 Bahnen ohne Luftnot schwimmen.

Der Patient mit der arteriellen Verschlußkrankheit konnte nun weitere Gehstrecken zurücklegen, ohne Schmerzen in den Beinen zu bekommen. Diese Befunde konnten auch dopplersonographisch verifiziert werden.

Die Patientin mit dem chronischen Raucherhusten, die in den ersten Stunden durch ihr häufiges Husten die Gruppe vor allem bei den Entspannungsübungen gestört hatte, hustete nun wesentlich seltener und wurde deshalb von der ganzen Gruppe gelobt.

Eine ältere Patientin mit einer chronischen Emphysembronchitis berichtete, wie sie unter Zeitdruck durch das ganze Dorf gelaufen sei, um den Briefkasten noch vor 18 Uhr zu erreichen, und wie sie dabei sich kaum wiedererkannt hätte, so leicht sie ihr das Laufen gefallen und so wenig Atemnot habe sie dabei gehabt.

Diese subjektiven Empfindungen entsprechen den objektiv meßbaren Untersuchungsbefunden, wie sie wenige Wochen nach Aufgabe des inhalativen Rauchens zu erwarten sind.

Allmählich wurde das „Nicht-mehr-Rauchen" für die meisten Gruppenteilnehmer zur Selbstverständlichkeit. Der Verbrauch an Nikotinkaugummi ging drastisch zurück. Die Anzahl der farbig markierten rauchfreien Tage kletterte auf der Skala des Erfolgsbarometers immer weiter in die Höhe.

Die folgenden Abende dienten der Stabilisierung des neu erlernten Verhaltens.

In Rollenspielen wurden Gefährdungssituationen und Rückfallprobleme aufgearbeitet. Andere Themen wie die Behandlung der Hypercholesterinämie, Streßbewältigung, das Problem der Gewichtszunahme bei Exrauchern und das weitere Training von Entspannungsübungen wurden behandelt. Schließlich lernten die Gruppenteilnehmer, im täglichen Leben auch mit Risiko- und Gefährdungssituationen für Exraucher erfolgreich umzugehen.

Nach 12 wöchentlich stattfindenden Gruppensitzungen war die Intensivphase abgeschlossen, und es folgte die Nachsorge- oder Follow-up-Phase mit Übergang in die Langzeitbetreuung.

Was habe ich mit meinen Patienten erreicht? Nach der „Follow-up-Phase" zeigte sich folgendes Ergebnis:

- Von 10 Gruppenteilnehmern hatte eine Patientin aus persönlichen Gründen vorzeitig die Gruppe verlassen;
- 2 Patienten hatten leider wieder mit dem Rauchen begonnen. Sie haben ihr Ziel bei der ersten Gruppentherapie noch nicht erreicht, obwohl ihr Zigarettenverbrauch auch jetzt noch wesentlich niedriger war als vor Therapiebeginn;
- 7 Patienten rauchten nicht mehr;
- 2 von ihnen waren jedoch noch rückfallgefährdet;
- 5 Patienten hatten bis dahin keine Rückfallprobleme.

Sechzehn Monate nach dem Beginn des Nichtrauchertrainings sind 5 Teilnehmer der Gruppe weiterhin Exraucher. Die 2 rückfallgefährdeten Patienten haben leider wieder angefangen zu rauchen. Einer dieser beiden hat sich jedoch jetzt zu einem 2. Therapieversuch in der Praxis angemeldet.

Was habe ich darüber hinaus mit meiner Gruppe erreicht? Alle 10 Patienten waren begeistert von der gemeinsamen Arbeit in der Gruppe mit einem gemeinsamen Ziel und dem Gruppengefühl: „Wir schaffen es! Wir sitzen alle im selben Boot!" Sie machten die Kraft, Dynamik und Geborgenheit der Gruppe verantwortlich für ihren persönlichen Erfolg.

Weiterhin haben fast alle Patienten eine Verbesserung ihrer Lebensqualität erreicht.

Neben den schon geschilderten gesundheitlichen Verbesserungen haben die Patienten gelernt, gezielt Entspannungsübungen durchzuführen. Sie haben zum Teil ihre Ernährung umgestellt. Sie haben ein verändertes Gesundheitsbewußtsein erreicht, üben teilweise mehr sportliche Aktivitäten aus und haben gelernt, besser mit Streß umzugehen und ihre Freizeit sinnvoller zu gestalten.

Außerdem wurde durch die intensive Gruppentherapie der Grundstein gelegt für eine Langzeitbetreuung, die unbedingt notwendig ist, um die Patienten auch in Zukunft vor dem „Rückgriff zur Zigarette" zu bewahren.

Um den bisher erreichten Erfolg auch langfristig zu sichern, biete ich meinen Patienten intensive Einzelgespräche in der Sprechstunde an, besonders für rückfallgefährdete Patienten, und außerdem alle 4–8 Wochen regelmäßige gemeinsame Gruppenabende in der Praxis.

Abschließend möchte ich noch einige persönliche Eindrücke schildern, die ich während dieser 16 Monate in meiner 1. Rauchertherapiegruppe gewonnen habe.

Mein persönlicher Einsatz und der Zeitaufwand der Intensivphase, der wesentlich höher lag als die zunächst vorausberechneten 12 Abende à 90 Minuten, waren sicherlich genauso hoch wie bei früheren Therapieversuchen. Mit „KHK im Gespräch" war jedoch der Erfolg wesentlich besser. Die therapiebegleitenden Unterrichtsmaterialien, Dias und Patienteninformationen waren für die Patienten ansprechend dargestellt, gut formuliert, übersichtlich und für alle leicht verständlich. Wichtig für mich war auch, daß ich jederzeit fachkundige Unterstützung und von allem große Förderung meiner eigenen Motivation aus Hannover und Marburg erhielt.

Die Schwierigkeiten am Anfang meiner 1. Rauchergruppentherapie haben mich nicht davon abbringen können, 7 Monate nach der ersten Therapie mit der 2. Rauchertherapiegruppe zu beginnen. Inzwischen befindet sich auch diese 2. Exrauchergruppe in der Langzeitbetreuung. Fast 8 Monate nach dem Beginn des Nichtrauchertrainings gleicht das Ergebnis exakt dem der 1. Gruppe. Von 10 Gruppenteilnehmern sind 5 Exraucher; nach der Intensivphase waren es noch 7. Ein Patient hat die Gruppe vorzeitig verlassen. 2 Patienten haben es beim ersten Versuch nicht geschafft, von der Zigarette loszukommen. 2 Patienten sind in der Langzeitbetreuungsphase rückfällig geworden.

Bevor ich mit der 3. Rauchertherapiegruppe beginnen werden, biete ich jetzt den primär nicht erfolgreichen Gruppenteilnehmern eine 2. Trainingsmöglichkeit in der Gruppe an, damit einige von ihnen nun Exraucher werden können.

„Schmerz im Gespräch" - ein Programm zur psychologischen Behandlung chronischer Schmerzen in Arztpraxen

H. P. Rehfisch, H.-D. Basler, G. Kaluza und B. Beisenherz

1 Einleitung

Schmerzen, insbesondere Kopf- und Rückenschmerzsyndrome, sind die häufigsten Behandlungsanlässe in der Praxis des niedergelassenen Arztes.

Im Falle der Chronifizierung sind sie nur schwierig zu behandeln, da eine kausale Therapie oft nicht möglich ist und eine medikamentöse Beeinflussung neben den erwünschten auch unerwünschte Wirkungen zeigt. Neben das kurative Handeln tritt in gleicher Weise oder sogar überwiegend die Stützung des Patienten: Dem Arzt kommt die Aufgabe zu, neben der Linderung der Schmerzen auch dafür zu sorgen, daß der Patient lernt, mit den Schmerzen zu leben und trotz der Beschwerden die Lebensfreude nicht zu verlieren.

„Schmerz im Gespräch" ist ein die konservative Therapie ergänzendes Behandlungsprogramm, das im Rahmen der ärztlichen Praxis von in der Gruppenbehandlung erfahrenen Ärzten eingesetzt werden kann. Es stellt im Vergleich zu den anderen in diesem Band vorgestellten Programmen die größten Anforderungen an den ärztlichen Gruppenleiter.

Zur Zeit der Niederschrift dieses Artikels ist die Erprobung des Programms durch ärztliche Gruppenleiter gerade abgeschlossen, so daß Daten zum Erfolg bei der Anwendung durch Ärzte noch nicht berichtet werden können. Nach dem Urteil der beteiligten Ärzte allerdings hat es sich in deren Praxis bewährt.

Dagegen können wir Daten über 2 Pilotstudien in Arztpraxen vorlegen, in denen zum einen ausschließlich mit Rückenschmerzpatienten und zum anderen mit Patienten unterschiedlicher chronischer Schmerzdiagnosen gearbeitet wurde. In beiden Fällen waren Diplompsychologen als Gruppenleiter tätig, wobei die gewonnenen Erfahrungen der Programmentwicklung von „Schmerz im Gespräch" dienten. Im folgenden wollen wir die wissenschaftlichen Grundlagen des Programms skizzieren, das Programm beschreiben und über die Ergebnisse der beiden abgeschlossenen Studien berichten.

2 Physiologische und psychologische Grundlagen

Die psychologische Behandlung chronischer Schmerzen hat erst in den letzten Jahren Eingang in die medizinische Versorgung gefunden.

Psychologische Schmerztherapie kann sich einerseits aus neueren physiologischen Modellen der Schmerzverarbeitung begründen (Zimmermann 1984; Schmidt u. Thews 1988), andererseits aus einer Reihe experimenteller Studien, die den Einfluß von psychologischen Wirkmechanismen auf den Schmerz aufzeigen (Turk et al. 1983), sowie mittlerweile aus einer Vielzahl kontrollierter Therapiestudien, die die Wirksamkeit psychologischer Schmerzbehandlung bei chronischen Schmerzkrankheiten belegen (Turner u. Chapmann 1982a, b; Gerber 1986; Kaluza, in Vorbereitung).

2.1 Physiologische Grundlagen

In neueren physiologischen Schmerzmodellen wird betont, daß die Schmerzverarbeitung und Schmerzwahrnehmung des Menschen nicht ausschließlich durch

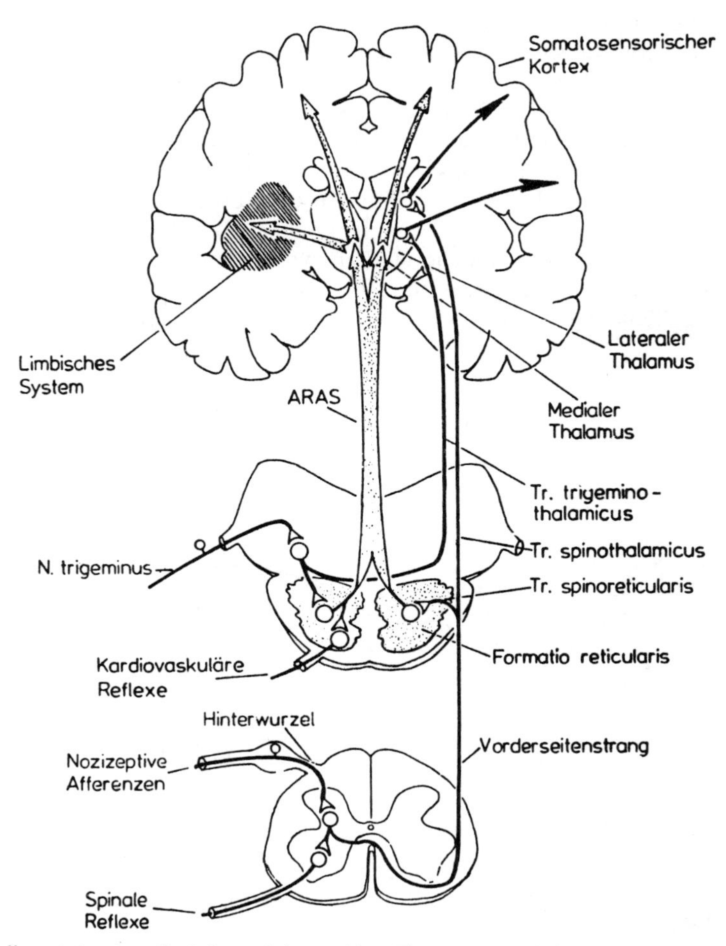

Abb. 1. Schematische Übersicht über die Schmerzleitung. (Aus Zimmermann 1984)

nozizeptive Reizung verursacht wird, sondern daß andere nervale Informationen in das Schmerzgeschehen integriert sind, so daß es von einer Vielzahl physiologischer Prozesse beeinflußt wird.

So werden nozizeptive Impulse bereits auf Rückenmarkebene in den Hinterhornneuronen von mechanischen, thermischen und eventuell auch viszeralen Afferenzen, die im segmentellen Einflußbereich liegen, gehemmt oder verstärkt, bevor sie im Vorderseitenstrang zentral weitergeleitet werden. Ebenso wirken sich vom Hirnstamm kommende absteigende Bahnen hemmend auf die Aktivität der Hinterhornneurone und damit auf die Schmerzleitung aus. Diese Zusammenhänge sind schematisch in Abb. 1 dargestellt. Weiterhin werden die synaptischen Verschaltungen in den Hinterhornneuronenverbänden durch biochemische Prozesse moduliert, die wiederum von zentralen Prozessen gesteuert werden.

Für unsere weiteren Betrachtungen wesentlich sind positive Rückkopplungsmechanismen, die über das Hinterhornneuron sowohl für muskuläre (s. Abb. 2) als auch für sympathische Reflexkreise bestehen. In der medizinischen Schmerzbehandlung ist es möglich, eine Blockade dieser muskulären oder sympathischen Rückkopplungskreise durch die gezielte Injektion von Lokalanästhetika zu erreichen, was bei einigen Schmerzkrankheiten zur Linderung oder Auflösung der Schmerzzustände führen kann, so z. B. bei Rückenschmerzen und Neuralgien nach akutem Herpes zoster. Klinische Beobachtungen von verspannter Muskulatur im Schmerzbereich, Hautrötung entsprechender Dermatome, Schmerzreflexe, Wirkung von Massage usw. können durch diese physiologischen Modelle erklärt werden.

Diese Auflistung macht deutlich, wie komplex bereits die nozizeptive Informationsverarbeitung auf der Rückenmarkebene ist, und deutet auf mögliche Einflußmöglichkeiten im Rahmen einer psychologischen Behandlung hin.

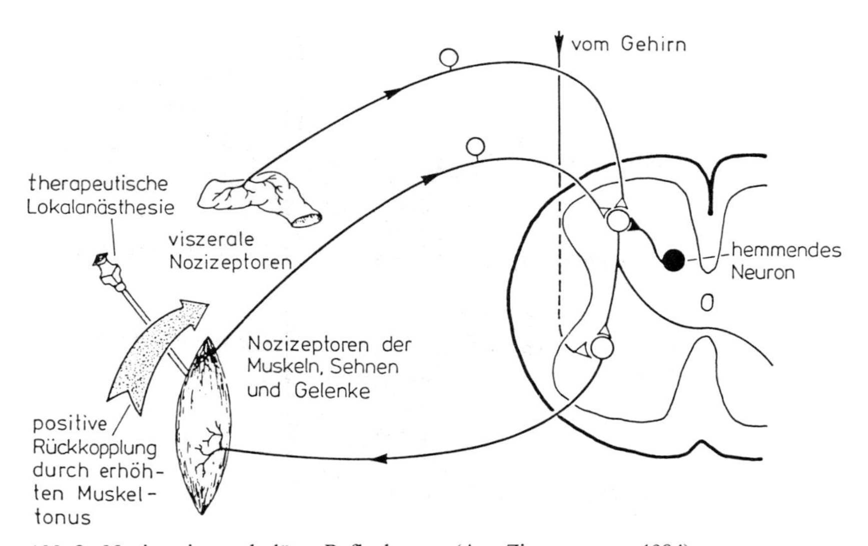

Abb. 2. Nozizeptiv-muskulärer Reflexbogen. (Aus Zimmermann 1984)

Unsere Kenntnisse zentraler Prozesse der Schmerzverarbeitung sind weniger detailliert. Wesentlich sind hier solche Systeme, die durch den Schmerzinput beeinflußt werden. Hierzu gehören das für die Wachheit des Organismus wichtige aufsteigende retikuläre Aktivierungssystem (ARAS), die die Streßreaktion aktivierende Hypothalamus-Hypophysen-Achse und das limbische System, das für die emotionale Bewertung der Schmerzen verantwortlich ist.

Nozizeptive Reizung führt neben anderen Wirkungen somit auch zu einer Aktivierung des Streßsystems. Somit stellt chronischer Schmerz einen chronischen Stressor für den Organismus dar und kann hierdurch, wie auch die klinische Beobachtung zeigt, psychosomatische Allgemeinbeschwerden zusätzlich zu der Schmerzproblematik auslösen, wie z. B. Schlafstörungen, Hitzewallungen, Magenbeschwerden, Übelkeit oder Verspannungen.

2.2 Psychologische Grundlagen

Sehr lange bekannt sind die Einflußmöglichkeiten hypnotischer Verfahren auf das Schmerzerleben. Diese wurden lange Zeit - bis zur Verbreitung der Anästhetika - in der medizinischen Versorgung eingesetzt. Auch heute gibt es vereinzelt beeindruckende Fallberichte über operative Eingriffe unter Hypnose (Gheorghiu 1986).

Systematisch wurden die Auswirkungen psychologischer Interventionen auf den Schmerz erst im Gefolge der Gate-control-Theorie von Melzack u. Wall (1965) untersucht. Diese Theorie - heute um einiges modifiziert - schuf vor ca. 20 Jahren erstmalig eine anerkannte Grundlage für das Zusammenwirken physiologischer und psychischer Bedingungen bei der Schmerzverarbeitung.

In den folgenden beiden Jahrzehnten wurde zunächst im Labor systematisch untersucht, wie die Schmerzwahrnehmung durch psychologische Schmerzbewältigungstechniken kontrolliert werden kann. Ein Beispiel für eine solche Untersuchung ist in Abb. 3 wiedergegeben. Hautzinger (1987) untersuchte das Schmerzverhalten von 3 randomisierten Versuchsgruppen von je 10 Studenten unter verschiedenen Bedingungen.

a) Die Studenten der 1. Gruppe sollten ihre Hand so lange in ein Gefäß mit Eiswasser halten, wie sie den dadurch hervorgerufenen Schmerz ertragen konnten. Im Schnitt war dies den Studenten ca. 120 s möglich.

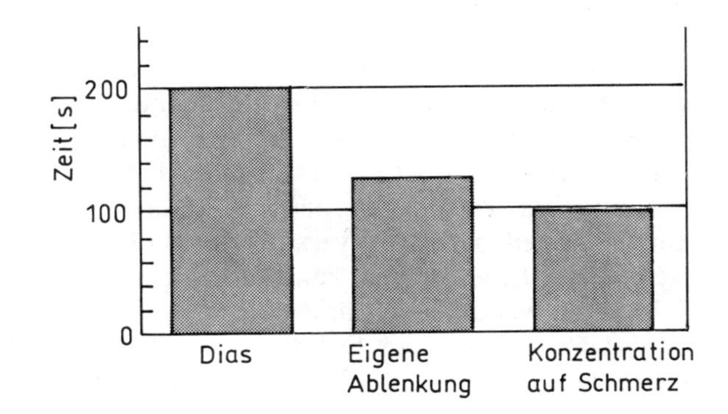

Abb. 3. Dauer bis zur Unerträglichkeit der Schmerzen beim Eiswassertest für 3 verschiedene „Schmerzbewältigungsstrategien". (Berechnung nach Hautzinger 1986)

b) Die Studenten der 2. Gruppe bekamen die zusätzliche Instruktion, sich dabei auf ihre schmerzende Hand zu konzentrieren; ihnen war es im Durchschnitt nur 90 s möglich, die Hand im Eiswasser zu lassen.
c) Den Studenten der 3. Gruppe hingegen wurden Dias gezeigt. Für sie wurde der Schmerz erst nach ca. 200 s unerträglich.

Diese einfache Untersuchung demonstriert die Rolle der Aufmerksamkeit bei der Schmerzwahrnehmung, durch die der Schmerz sowohl verstärkt als auch verringert werden kann. Weitere Laborstudien belegen den Einfluß von Hypnose, Entspannung, Imagination, Ablenkung und mentaler Aktivität auf den Schmerz, wobei es bis zur vollständigen Ausschaltung der Schmerzwahrnehmung kommen kann. Techniken dieser Art, die positive Auswirkungen auf das Schmerzerleben haben, werden als Schmerzbewältigungstechniken bezeichnet (Rehfisch 1988 a).

Exemplarisch für Untersuchungen zum Einfluß von Streß auf das Schmerzverhalten soll die Studie von Flor et al. (1987) genannt werden. Die Autoren konnten belegen, daß psychischer Streß bei Rückenschmerzpatienten zu einer stärkeren und längeren Anspannung der Rückenmuskulatur führt als bei schmerzfreien Kontrollpersonen oder bei Patienten mit Kopfschmerzen. Hierdurch wird es möglich, die Zusammenhänge zwischen erlebtem Streß und der – wahrscheinlich gelernten – schmerzspezifischen Reaktionsweise von Rückenschmerzpatienten zu verstehen. Auch wird deutlich, daß Schmerzen durch allgemeine unspezifische Belastungen z. B. in Familie oder Beruf in spezifischer Weise aufrechterhalten oder verstärkt werden können.

3 Chronischer Schmerz

Die bisher berichteten Zusammenhänge gelten auch für Akutschmerz, sind somit nicht spezifisch für den chronischen Schmerz. Bei chronischen Schmerzen treten infolge der Dauerbelastung durch die Schmerzen und die häufig damit verbundenen körperlichen Einschränkungen meist reaktiv weitere sekundäre Auswirkungen auf, wie z. B. Hoffnungslosigkeit und Resignation bis hin zur manifesten Depression, Angst vor dem weiteren Verlauf der Krankheit, berufliche, finanzielle und familiäre Einschränkungen, Veränderung des Selbstwertgefühls, Suizidabsichten usw. Diese sekundären Effekte, die auch als algogenes Psychosyndrom bezeichnet werden, lassen häufig schon frühzeitig eine psychologische Stützung des Patienten indiziert erscheinen.

Im Verlauf der Erkrankung erlebt der Patient immer wieder von neuem fehlgeschlagene oder nur kurzfristig wirkende therapeutische Interventionen, er wechselt mehrmals den Arzt, überredet ihn evtl. zu ergebnislosen Operationen, um endlich von seinem Leiden befreit zu werden. Allmählich verliert er das Vertrauen in die Schulmedizin, erprobt alternative Verfahren, die aber ebenfalls wenig oder nur kurzfristig helfen. Er wird verzweifelter, hoffnungsloser und passiver. Durch reduzierte körperliche Aktivität kann zusätzlich eine Muskelschwäche eintreten, die die Schmerzen weiterhin verstärkt.

Mit der anhaltenden Schmerz- und Krankheitsbelastung sind in der Regel sekundäre psychosomatische Beschwerden verbunden, wie z. B. Schlafstörungen,

Reizbarkeit, Verspannungen, Kopfschmerzen, Müdigkeit und Unruhe. Innerhalb der langen Krankengeschichte werden auch operante Lernprozesse wirksam; ein Krankheitsgewinn wird möglich, so daß selbst bei geringer nozizeptiver Reizung die Schmerzen aufrechterhalten werden. Zu diesem Zeitpunkt können unerwünschte Wirkungen, wie z.B. Kopfschmerzen und Magenbeschwerden, durch den exzessiven Gebrauch von Schmerzmedikamenten eintreten. Die Schmerzen können sich weiter verselbständigen und auch bei geringer oder evtl. fehlender organischer Ursache weiterbestehen. Ist das der Fall, führt keine isolierte therapeutische Maßnahme mehr zum Ziel.

4 Das Behandlungsprogramm

Auf der Grundlage empirischer Untersuchungen zur Effektivität psychologischer Behandlungsverfahren bei chronischen Schmerzen und der in eigenen Studien gewonnenen Erfahrungen haben wir ein verhaltensmedizinisches Behandlungsprogramm für chronische Schmerzpatienten entwickelt, das auf den Einsatz in Arztpraxen zugeschnitten ist. Es enthält standardisierte Vorgaben für 12 Gruppensitzungen, die im Wartezimmer der Praxis durchgeführt werden, und besteht aus den folgenden Bausteinen, die wir im weiteren näher beschreiben und deren Einsatz kurz begründen möchten:

1) Informationen,
2) Muskelentspannung nach Jacobson,
3) Ablenkungsstrategien bei Schmerzen,
4) imaginative Techniken,
5) Gymnastik und „Rückenschule",
6) Förderung des positiven Erlebens,
7) kognitive Verfahren,
8) Gruppengespräche.

4.1 Informationen

Zu Beginn einer psychologischen Behandlung von chronischen Schmerzpatienten muß möglichen Mißverständnissen auf seiten der Patienten vorgebeugt werden. Mit dem Behandlungsangebot kann der Patient die Überzeugung gewinnen, der Arzt nehme seine Schmerzen nicht ernst, betrachte sie als eingebildet, vielleicht sogar als simuliert. Dies führt zu Widerständen gegen die Behandlung. Dem Patienten muß daher unbedingt die Komplexität des Schmerzerlebens verdeutlicht werden; er muß einsehen, daß er selbst Einfluß auf den Schmerz nehmen kann, ja daß er durch seine Aktivitäten möglicherweise den entscheidenden Anteil zur Veränderung leisten kann. Eine passive Einstellung des Patienten, die er durch Behandlungen mit Medikamenten, Spritzen und Massagen kennt, muß überwunden werden. Ein wesentliches Ziel der Gruppenbehandlung, nämlich Hilfe zur Selbsthilfe zu geben, muß ihm deutlich werden.

Deshalb sind gerade anfangs in dem Programm verstärkt Informationen und Gruppendiskussionen enthalten, um den Patienten zur aktiven Mitarbeit zu motivieren. Themen sind z. B. „Zusammenhänge zwischen Schmerz und Muskelverspannung" oder „Die Rolle von Ablenkung, Gedanken und Streß bei Schmerzen". Darüber hinaus sind für Rücken- und Kopfschmerzpatienten auch spezifische Informationen vorgesehen, z. B. über den Aufbau der Wirbelsäule und die Bedeutung von Gefäßveränderungen bei der Migräne.

4.2 Muskelentspannung nach Jacobson

In den ersten 5 Sitzungen steht neben der Information das Erlernen der progressiven Muskelentspannung (PMR) nach Jacobson im Vordergrund. Wir orientieren uns - abgesehen von einigen für Schmerzpatienten wichtigen Modifikationen (Rehfisch, in Vorbereitung) - an der von Bernstein u. Borkovec (1975) beschriebenen Vorgehensweise. Entspannungsverfahren haben folgende Wirkung:

1) Senkung der durch den Stressor Schmerz ausgelösten körperlichen Erregung (Senkung von Atemfrequenz, Herzschlag, Tonusspannung der Skelettmuskulatur usw.);
2) allgemeine Beruhigung (Erleben von Ruhe und Gelassenheit, Verringerung von Ängstlichkeit, Verbesserung der Konzentration usw.);
3) nach einer Übungszeit von einigen Wochen auch eine schmerzdämpfende Wirkung während der Übung;
4) Reduktion psychosomatischer Symptome, wie z. B. Schlafstörungen, Magenbeschwerden, Verspannungen, Hitzewallungen und Schweißausbrüche.

Diese positiven Erfahrungen durch die Entspannung tragen dazu bei, daß sich die Patienten dem Schmerz nicht mehr hilflos ausgeliefert fühlen, indem sie aktiv etwas dagegen unternehmen können. Dies stärkt die Motivation zur Teilnahme an den weiteren Gruppensitzungen, weckt neue Hoffnungen und hat somit erste Auswirkungen auf negative Gedanken von Hoffnungslosigkeit und Depression.

Im deutschen Sprachraum mit der hier vorliegenden weiten Verbreitung des autogenen Trainings (AT) erweist es sich als notwendig zu begründen, warum zur Entspannungsinduktion die Methode der PMR eingesetzt wird. Es liegt zum einen daran, daß viele Schmerzpatienten mit dem AT eher ungünstige Erfahrungen gemacht haben und dann schwierig zu bewegen sind, die Methode erneut zu erproben. Zum anderen gibt es Argumente, die eine Bevorzugung der PMR bei Schmerzpatienten nahelegen:

1) Die PMR ist innerhalb von 3-6 Wochen zu erlernen, wohingegen für die sichere Beherrschung des AT die gesamte zur Verfügung stehende Behandlungszeit nicht ausreichen würde.
2) Es gibt empirische Belege für die Wirksamkeit der PMR bei verschiedenen Schmerzsyndromen, während die Effektivität des AT in der Schmerzbehandlung nicht ausreichend gesichert ist (Collet et al. 1986).
3) Vom AT ist bekannt, daß Suggestibilität eine wichtige Voraussetzung ist und nichtsuggestible Personen es somit nicht oder nur sehr schwierig erlernen können. Diese Einschränkung ist für die PMR nicht gegeben.
4) Das Verfahren der PMR, das unmittelbar am Körpererleben ansetzt, ist Schmerzpatienten leichter und plausibler zu vermitteln.

5) Eine für Schmerzpatienten bedeutsame Senkung des Muskeltonus wird beim AT über den Umweg der „vegetativen Umschaltung“ erreicht, während die PMR direkt an der Muskulatur ansetzt und dem Patienten somit Möglichkeiten bietet, verspannte Muskelgruppen bewußt zu lockern. Als Folge stellt sich nach einiger Übungszeit eine gute Körperwahrnehmung ein, mit deren Hilfe die Patienten sensibilisiert werden, schmerzbedingte Verspannungen zu vermeiden oder gar aufzulösen.

Es muß allerdings eingeräumt werden, daß Personen, die das AT gut beherrschen, vergleichbare Effekte erzielen können.

Das Prinzip der PMR besteht in einer 5–7 s dauernden leichten Anspannung einer Muskelgruppe, und einer etwa 20–30 s dauernden Konzentration auf die im Anschluß daran zu entspannenden Muskelpartien. Dieser Vorgang wird schrittweise mit den für die Entspannung wichtigsten Muskelgruppen durchgeführt.

Die PMR wird zunächst in einer „Langform“ vermittelt, die die Patienten am besten 2mal täglich zu Hause mit Hilfe einer Kassette einüben sollen. In der 5. Sitzung wird die „Langform“, in der 15 Muskelgruppen der Reihe nach an- und entspannt werden, durch eine „Kurzform“ ersetzt, in der mehrere Muskelgruppen gleichzeitig angespannt werden, so daß die Übung nur noch in 5 Schritten durchgeführt wird.

Weiterhin werden von der 5. Sitzung an autosuggestive Formeln vermittelt, die die Entspannung weiter vertiefen und einen Transfer des Erlernten in den Alltag vorbereiten. Der Übertragung auf Alltagssituationen wird eine große Bedeutung zugeschrieben, da eine nur auf die häusliche Übungszeit beschränkte Entspannung wenig wirksam ist.

4.3 Ablenkungsstrategien bei Schmerzen

Vorausgesetzt werden kann, daß die Patienten durch den langjährigen Umgang mit ihren Schmerzen bereits erfahren haben, daß es bestimmte Tätigkeiten gibt, die ihnen die Schmerzen erträglicher erscheinen lassen. Dies kann ein heißes Bad sein, ein entspannender Spaziergang, Gymnastik, das Gespräch mit einer nahestehenden Person, aber auch die alltägliche Arbeit, das Hobby, Fernsehen usw. Es gilt zunächst diese aktiven Maßnahmen zur Schmerzbewältigung ins Bewußtsein zu rufen. Zu diesem Zweck werden in der 4. und 5. Sitzung von jedem Patienten Beobachtungen zur hilfreichen Wirkung ablenkender Aktivitäten protokolliert und in der nächsten Gruppenstunde den anderen Patienten vorgestellt. Ziel ist es zum einen, bereits vorhandene Schmerzbewältigung bewußt zu machen, zum anderen aber auch, Möglichkeiten zur Verbesserung der Wirkung zu erarbeiten und Anstoß zum Erproben neuer Strategien zu geben. Erfahrungsgemäß wird dem gezielten Einsatz vorhandener „Schmerzbewältigungstechniken“ neben den Entspannungs- und imaginativen Übungen von den Patienten eine große Bedeutung zugeschrieben.

Bei der Besprechung dieser Strategien wird auch vermittelt, daß körperliche und geistige Anspannung zum einen der Ablenkung dient und dadurch den Schmerz günstig beeinflussen kann, daß sie zum anderen aber auch Schmerzen verstärken kann, nämlich dann, wenn die hiermit verbundene Belastung zu groß wird. Angestrebt wird, die Grenze zu erkennen, wo weitere Arbeit zu vermehrter Anspannung und zu Schmerzen führt, um spätestens zu diesem kritischen Zeitpunkt eine Pause oder eine angenehme entspannende Tätigkeit einzulegen, durch die verhindert werden soll, daß sich die Schmerzen weiter verstärken und sich der positive Effekt der Ablenkung ins Gegenteil verkehrt.

4.4 Imaginative Techniken

Positive Wirkungen imaginativer Verfahren werden innerhalb unterschiedlicher therapeutischer Ansätze berichtet, z. B. im katathymen Bilderleben (Leuner 1985), der aktiven Imagination (Ammann 1984) oder der Verhaltenstherapie (Singer 1978). Ihr Anwendungsfeld geht über das der Schmerzbewältigung hinaus. In unserem Programm werden, nachdem die Entspannung erlernt wurde, einige imaginative Übungen vermittelt, wobei wir folgende Ziele verfolgen:

1) Die Entspannung soll vertieft und abwechslungsreicher gestaltet werden.
2) Imaginationen sollen das Repertoire der Ablenkungsstrategien erweitern.
3) Durch imaginative Übungen sollen direkt schmerzlindernde Effekte, z. B. durch Suggestion von Kühle oder Wärme in betroffenen Körperteilen, erreicht werden.
4) Imaginative Übungen sollen positives Erleben ermöglichen und den Programmbaustein „Förderung positiven Erlebens" (s. 4.6) ergänzen.

Wir verwenden 3 standardisierte imaginative Übungen, die von den Patienten gut akzeptiert werden und erfolgreich in Schmerzsituationen eingesetzt werden können. Die Instruktionen zweier dieser Übungen sind auf einer weiteren Tonkassette enthalten, wodurch das häusliche Üben erleichtert wird. Während einige Patienten die vorgegebenen imaginativen Übungen zur Vertiefung der Entspannung nutzen, greifen andere lieber auf eigene Imaginationen zurück, indem sie sich in entspanntem Zustand z. B. einen Waldspaziergang, eine Wiese, einen Strand oder eine Urlaubserinnerung vergegenwärtigen.

Ein Teil der Patienten verzichtet auf die Vertiefung der Muskelentspannung durch Imagination. Dies kann zum einen in ihrer geringen Vorstellungsfähigkeit begründet liegen, zum anderen aber auch in einer Skepsis diesen Übungen gegenüber.

4.5 Gymnastik

Lockerungsgymnastik und körperliche Aktivität sind für alle Schmerzpatienten unverzichtbare Methoden der Schmerzbewältigung. Speziell für den Schulter-Nakken-Bereich haben wir einige von den Patienten leicht durchzuführende Übungen zusammengestellt. Sie werden in der 2. Hälfte des Programms in kleinen Schritten vermittelt. Ergänzend erhalten die Patienten eine Broschüre mit einer Übungsanleitung. In der jeweils nachfolgenden Sitzung werden aufgetretene Fragen und Schwierigkeiten des häuslichen Übens besprochen, und das Vorgehen wird erneut demonstriert. Des weiteren werden wirbelsäulenschonende und entlastende Bewegungsabläufe und Haltungen im Rahmen einer „Rückenschule" vermittelt.

4.6 Förderung des positiven Erlebens

Chronischer Schmerz und Depression treten häufig gemeinsam auf, so daß Depression als Symptom im Rahmen des algogenen Psychosyndroms beschrieben wird.

Die oben beschriebene Verzweiflung, die Hilfs- und Hoffnungslosigkeit als Folge fehlgeschlagener Behandlungsversuche sowie soziale Auswirkungen der Krankheit sind als mögliche Ursachen für das gemeinsame Auftreten von Schmerz und Depression anzusehen. Wir haben daher die Behandlung der depressiven Symptomatik in das Programm aufgenommen. Bekannt ist, daß angenehme und aktivierende Tätigkeiten einer Verschlechterung der Stimmung entgegenwirken.

Jedoch ist es oft schwierig, depressive Patienten zur Aufnahme potentiell angenehmer Aktivitäten zu bewegen. Es fehlt an Einfallsreichtum und dem nötigen inneren Antrieb. Selbst wenn es gelingt, einen depressiven Patienten dazu zu motivieren, z. B. wieder einmal schwimmen oder ins Kino zu gehen, kann er diese Tätigkeit häufig nicht wirklich als angenehm erleben. Er empfindet möglicherweise das Gefühl der Belastung und zusätzlicher Anforderung, vielleicht auch Ärger und Enttäuschung darüber, daß ihn nichts mehr erfreuen kann, wodurch die depressive Stimmung möglicherweise noch verstärkt wird.

Aus diesem Grund sind einige Autoren (Lutz u. Koppenhöfer 1984) dazu übergegangen, bei depressiven Patienten zunächst die Fähigkeit des positiven Erlebens zu fördern, wodurch die Voraussetzung dafür geschaffen werden soll, angenehme Dinge in der Umwelt wahrzunehmen und zu genießen.

Wir fördern das positive Erleben der Patienten zum einen mittels imaginativer Übungen und zum anderen mittels einer Schulung der Sinnesorgane, wodurch positiv getönte Wahrnehmungen wieder ins Bewußtsein gelangen sollen. Durch spezielle Übungen in der Gruppe werden „Entdeckungsreisen" mit Tast- und Riechsinn unternommen, die dann zu Hause von den Patienten fortgesetzt werden. Hierdurch lernen sie erneut, positive Valenzen in ihrer Umwelt zu sehen und ihr Interesse wieder nach außen zu richten. Erst in einem zweiten Schritt werden sie ermuntert, für sie angenehme aktivierende Tätigkeiten aufzunehmen.

4.7 Kognitive Verfahren

Kognitive Prozesse (Gedanken, Emotionen, Vorstellungen, Imaginationen) spielen nach heutiger psychologischer Sichtweise eine bedeutsame Rolle bei der Schmerzverarbeitung. Bekommt ein Patient z. B. starke Rückenschmerzen, können hierdurch Gedanken und Vorstellungen ausgelöst werden, die den Schmerz verstärken. Es entstehen Grübeleien etwa der Art: „Mein Gott, jetzt fängt es wieder an, diese Schmerzen! Ich kann mich kaum noch bewegen. Ich falle in den nächsten Tagen oder Wochen schon wieder aus. Was wird mein Chef sagen, gerade jetzt ... Nie kann er sich auf mich verlassen ... Wie lange kann ich meine Arbeitsstelle noch halten ... Was wird dann finanziell ... Der geplante Urlaub wird ausfallen ... Aber meine Frau hat sich so darauf gefreut ...". Es ist einsichtig, daß negative Gedankenketten, denen Patienten oft grüblerisch und verzweifelt nachhängen, die Stimmung beeinträchtigen und zu Resignation, Hoffnungslosigkeit oder gar Depression führen können.

Innerhalb des Programms wird daher die Bedeutung negativer Gedanken für das Schmerzempfinden herausgearbeitet. Betroffenen Patienten wird ihre negative Sichtweise in ihrer Auswirkung auf das Befinden und den Schmerz verdeutlicht. Die Unterbrechung, Änderung oder Substitution negativer Gedanken durch positive Vorsätze stellt ein bedeutsames therapeutisches Ziel dar.

4.8 Gruppengespräche

Gruppengespräche, die nicht durch schmerzspezifische Interventionen ergänzt werden, zeigen in kontrollierten Studien keine spezifischen Effekte bei Schmerzpatienten. Auf der anderen Seite hat die Möglichkeit zur Aussprache und zum Erfahrungsaustausch über den Umgang mit Schmerzen, die Unterstützung durch in gleicher Weise Betroffene und die hierdurch bedingte Relativierung des eigenen Leidens eine Beruhigung zur Folge, die sich wiederum auf das Schmerzerleben auswirken kann. So wird häufig berichtet, wie wichtig es war, zu sehen, daß andere Menschen mit der Krankheit leben können und sogar gut damit zurechtkommen. Es ist nicht verwunderlich, daß den Gruppengesprächen ein hoher Stellenwert bei der Beurteilung der Programmbausteine zugeschrieben wird (Rehfisch 1988b).

Schwerpunkte für themenzentrierte Gruppengespräche werden in den folgenden Bereichen gesetzt: eigene Schmerzbewältigungsmöglichkeiten, Gedanken, Gefühle und Erlebnisse bei Schmerzen und Umgang mit Medikamenten.

5 Untersuchung an Patienten mit chronischen Rückenschmerzen

In einer 1. Studie untersuchten wir die Effizienz psychologischer Gruppenbehandlung an einer Stichprobe von Patienten mit chronischen Rückenschmerzen. Das Programm beinhaltete alle oben genannten Bausteine mit Ausnahme der Gymnastik und wurde von Diplompsychologen in der ärztlichen Praxis durchgeführt (s. Kaluza u. Basler 1988).

Design

In 3 allgemeinmedizinischen Praxen nahmen jeweils 2 Patientengruppen an dem Programm teil, so daß insgesamt 6 Patientengruppen betreut wurden. Die beiden Gruppen der 3. Praxis dienten zunächst als „Wartekontrollgruppe". Bei ihnen wurden zunächst lediglich die Tagebuch- und Fragebogenerhebungen (s. unten) durchgeführt, so daß die Gruppenbehandlung der Kontrollpatienten erst nach Abschluß der Gruppenbehandlung in den Versuchsgruppen begann. Die Patienten erhielten keine weiteren medizinischen oder physikalischen Therapiemaßnahmen.

Meßinstrumente

Zur Erfolgskontrolle wurden folgende Verfahren eingesetzt:

1) Schmerztagebuch: 3 Wochen vor und nach der Behandlung sowie während der gesamten Dauer der Behandlung wurde von den Patienten ein Schmerztagebuch geführt, in dem sie täglich auf 6stufigen Ratingskalen die Stärke ihrer Schmerzen, den Grad der Behinderung durch die Schmerzen und ihre Stimmung einschätzten sowie Art und Dosis der eingenommenen Medikamente angaben.
2) Fragebögen: Jeweils vor Beginn der Behandlung sowie im 1. und 7. Monat nach Abschluß der Behandlung wurden folgende standardisierte Fragebogen eingesetzt:
- die Depressivitätsskala (DS) von v. Zerssen (1976a),
- eine eigene Beschwerdeliste (BL) zur Erfassung körperlicher Allgemeinbeschwerden (in Anlehnung an v. Zerssen 1976b),
- die revidierte mehrdimensionale Schmerzskala (RMSS) von Cziske (1983), die auf 10 Subskalen sensorische und affektive Qualitäten des Schmerzerlebens erhebt.

3) Interviews: Mit jedem Patienten wurden ein Erstgespräch sowie je ein Nachkontrollinterview im 1. und 7. Monat nach Trainingsende geführt. Interviewer und Gruppenleiter waren nicht identisch.

Stichprobe

Die Studie wurde mit 33 Patienten begonnen, davon 22 in den Behandlungsgruppen und 11 Kontrollpersonen. Es handelte sich um 7 Männer und 26 Frauen mit einem mittleren Alter von 46,7 Jahren ($s=9{,}6$). Der Bildungsstand und der sozioökonomische Status der Patienten waren relativ niedrig. Die mittlere Schmerzdauer betrug 13,6 Jahre ($s=9{,}6$) und schwankte zwischen 1 und 38 Jahren. Die Stärke der Schmerzen beurteilten sie auf der visuellen Analogskala (0–100 mm) im Mittel mit 63,1 mm ($s=19{,}0$). Laut ärztlicher Diagnose litten 13 Patienten an einem kombinierten Zervikolumbalsyndrom, 12 hauptsächlich an einem Lumbal- und 8 hauptsächlich an einem Zervikalsyndrom. Bei 4 Patienten bestand zusätzlich eine ischialgene Symptomatik. Bei nahezu allen Patienten waren röntgenologisch degenerative Veränderungen festgestellt worden (Osteochondrosen, Spondylarthrosen); lediglich bei 2 Patienten war der Röntgenbefund ausdrücklich negativ. Unter einer Skoliose litten zusätzlich 5 Patienten. Alle Personen der Stichprobe waren in der Vergangenheit mit zahlreichen konservativen physikalischen und medikamentösen Methoden behandelt worden, ein Patient hatte sich zusätzlich einer Bandscheibenoperation unterzogen. Die Patienten zeigten eine ausgeprägte depressive Symptomatik; der mittlere Wert auf der Depressionsskala lag über dem 90%-Perzentil der Verteilung in der Normalbevölkerung (vgl. Normtabellen in v. Zerssen 1976a).

Statistische Auswertung

Die Daten wurden mittels multivariater Varianzanalysen ausgewertet. Univariate Analysen wurden nur in den Fällen berechnet, in denen der multivariate Test signifikant geworden war (vgl. Stelzl 1982). Es wurde ein 2faktorielles Design mit einem 2stufigen Gruppenfaktor (Behandlungsgruppe vs. Kontrollgruppe) und einem ebenfalls 2stufigen Zeitfaktor (vorher vs. nachher) zugrundegelegt.

Drop-outs

Von den 22 Patienten brachen 9 die Behandlung vorzeitig ab, bei den 11 Kontrollpersonen gab es später noch einmal 3 Abbrecher. Das entspricht insgesamt einer Abbruchquote von 36%.

Kurzfristige Effekte

Nach Abschluß des Trainings zeigen die Patienten der Behandlungsgruppen im Vergleich mit den Kontrollpersonen folgende statistisch signifikanten Veränderungen (s. Tabelle 1): eine Reduktion hinsichtlich der täglichen Ratings der Schmerzintensität sowie hinsichtlich der affektiven Schmerzbelastung (RMSS); ferner eine Abnahme körperlicher Allgemeinbeschwerden sowie eine verringerte Depressivität und eine verbesserte Tagesstimmung.

Langfristige Effekte

Für die Beurteilung des Trainingserfolgs ist die zeitliche Stabilität der dargestellten Effekte von großer Bedeutung. Die katamnestische Untersuchung ½ Jahr nach Trainingsende ergab eine im Vergleich mit den jeweiligen Ausgangswerten hochsignifikante Reduktion der Depressivität, des Ausmaßes körperlicher Allgemein-

Tabelle 1. Veränderungen der abhängigen Variablen in der Therapiegruppe (*EG*, n = 13) und Kontrollgruppe (*KG*, n = 11) von Therapiebeginn (t_1) bis Therapieende (t_2): Mittelwerte ($\bar{x}$), Standardabweichungen (*s*) und Ergebnisse der univariaten Varianzanalysen

Variable		t_1		t_2		F^a	p
		$\bar{x}$	s	$\bar{x}$	s		
Schmerzintensität[b]	EG	3,38	1,16	2,30	0,93		
	KG	3,18	0,81	3,51	1,12	17,48	0,000
Funktionale	EG	2,28	0,92	1,91	0,75		
Behinderung[b]	KG	2,72	1,07	2,86	1,15	1,54	0,228
Tagesstimmung[b]	EG	2,58	0,75	2,21	0,52		
	KG	2,58	0,70	2,74	0,98	4,27	0,05
Depression	EG	11,0	6,0	6,0	3,8		
	KG	12,3	9,4	13,4	8,9	8,80	0,007
Allgemein-	EG	23,2	11,4	18,1	9,3		
beschwerden	KG	29,0	12,9	32,1	12,9	10,76	0,003
Affektive	EG	16,5	5,5	12,1	7,0		
Schmerzbelastung	KG	19,4	3,5	18,3	3,7	5,40	0,03

[a] Angegeben ist der F-Wert für den Interaktionseffekt mit 1,22 Freiheitsgraden.
[b] Tägliche Ratings über jeweils 3 Wochen vor und nach der Behandlung auf einer Skala von 1–6.

Tabelle 2. Mittelwerte *($\bar{x}$)* und Standardabweichungen *(s)* der abhängigen Variablen in der Therapiegruppe (n = 21) zu den Meßzeitpunkten Therapiebeginn *(t_1)* Therapieende *(t_2)* und „Follow-up" (6 Monate nach Therapieende) sowie Ergebnisse der Varianzanalysen zum Vergleich der Follow-up-Werte mit den Werten von t_1 und t_2

Variable		t_1	t_2	Follow-up	t_1 vs. Follow-up		t_2 vs. Follow-up	
					F[a]	p	F[a]	p
Depression	$\bar{x}$	13,05	8,67	8,72	13,77	0,001	0,004	0,948
	s	7,31	6,40	5,32				
Allgemein-beschwerden	$\bar{x}$	28,38	21,52	20,29	25,30	0,000	2,60	0,124
	s	10,93	10,50	8,28				
Affektive Schmerz-belastung	$\bar{x}$	17,29	12,57	9,91	25,54	0,000	3,81	0,066
	s	4,82	6,69	5,85				
Schmerzinten-sität (VAS)	$\bar{x}$	60,14	36,29	38,38	13,94	0,001	2,68	0,12
	s	19,80	19,2	21,99				

[a] Mit 1/19 Freiheitsgraden.

beschwerden und der affektiven Schmerzbelastung. Da bei der katamnestischen Untersuchung keine Tagebucherhebungen vorgenommen wurden, können die langfristigen Effekte nur hinsichtlich eines Globalratings der durchschnittlichen Schmerzintensität der letzten Woche auf einer visuellen Analogskala (VAS, 0–100 mm) bestimmt werden. Im Vergleich mit den entsprechenden Werten vor Trainingsbeginn zeigt sich auch hier nach 6 Monaten eine signifikante Reduktion. Im Vergleich mit den unmittelbar nach Trainingsende erhobenen Daten zeigt sich für alle genannten abhängigen Variablen eine Stabilisierung auf dem dort erreichten erniedrigten Niveau, hinsichtlich der affektiven Schmerzbelastung sogar eine Tendenz zu einer weiteren Verbesserung (s. Tabelle 2).

5.1 Diskussion

Hier sollen zunächst Ursachen der überraschend hohen Abbruchquote von 36% erörtert werden. Wir vermuten hier einen Zusammenhang mit der Selektion der Patienten durch den behandelnden Arzt. Die Patienten meldeten sich zunächst nicht aus eigenem Antrieb und Interesse zur Teilnahme an der Behandlung an, vielmehr wurden sie von ihrem Arzt gezielt angesprochen und – darauf gründet sich unsere Vermutung – mehr oder weniger deutlich zur Teilnahme aufgefordert. Zumindest mag auf seiten der Patienten eine entsprechende Erwartung ihres Arztes wahrgenommen worden sein, die sie nicht enttäuschen wollten. Daß eine solche (Fremd)motivation für eine regelmäßige Teilnahme an einer Behandlung, die ein hohes Maß an aktiver Mitarbeit erfordert, nicht ausreicht, liegt auf der Hand. Für die Zukunft erscheint es uns deshalb ratsam, das Setting so zu gestalten, daß der erste aktive Schritt zur Teilnahme an einer Schmerzgruppe vom Patienten selbst ausgehen muß. Denkbar ist auch, daß der jeweilige Praxisinhaber nicht unbedingt diejenigen ausgewählt hat, die für eine Teilnahme an einer psychologischen Gruppenbehandlung besonders geeignet erscheinen, sondern diejenigen, die für ihn „Problempatienten" darstellen, und derer er sich auf diese Weise – zumindest für eine begrenzte Zeit – entledigen konnte.

Ein zum Zeitpunkt des Follow-up auch mit den Abbrechern durchgeführtes Interview zeigte, daß die Abbrecher sich im Vergleich mit den behandelten Patienten in einem signifikant geringerem Maße durch ihre Familienangehörigen bei der Teilnahme an der Gruppenbehandlung unterstützt und in ihrer jeweiligen Therapiegruppe von den anderen Patienten deutlich weniger akzeptiert gefühlt haben. Ferner gaben die Abbrecher deutlich unrealistischere Erfolgserwartungen an. Sei es, daß sie überhaupt keinen Einfluß der Behandlung auf ihre Schmerzen erwartet oder aber auf eine unmittelbare völlige Schmerzfreiheit gehofft hatten. Auch diese Aspekte dürften im individuellen Fall den Entschluß zu einem Therapieabbruch mitmotiviert haben.

Für die Patienten, die an der Behandlung regelmäßig teilgenommen haben, führte das Training zu signifikanten stabilen Verbesserungen hinsichtlich der Intensität und Qualität des Schmerzerlebens sowie im Hinblick auf körperliche und psychische Begleitsymptomatiken. Das Ausmaß der Veränderungen beträgt hinsichtlich der Schmerzintensität 35%, hinsichtlich der Depressivität 45% des jeweiligen Ausgangsniveaus. Da sich in der Wartekontrollgruppe keine Veränderungen zeigten, kann davon ausgegangen werden, daß die erzielten Resultate über unspezifische Effekte (z. B. durch die Ansprache durch den Arzt, Teilnahme an den diagnostischen Interviews, Führen des Schmerztagebuchs etc.) hinausgehen.

Es stellt sich die Frage, welche Elemente der Behandlung die beschriebenen Effekte bewirkt haben. In der Sicht der Patienten sind es das Entspannungstraining, das Zusammensein mit und die Gespräche in der Gruppe, die informativen Programmbausteine und die durch das Schmerztagebuch angeregte Selbstbeobachtung, die im Katamneseinterview einhellig als die hilfreichsten Programmelemente eingeschätzt wurden. Demgegenüber wurden die einzelnen umschriebenen Techniken der Aufmerksamkeitslenkung und Imagination differenzierter, d. h. von einigen Patienten jeweils als sehr, von anderen hingegen als überhaupt nicht hilfreich beurteilt.

Insgesamt ermutigten uns diese Ergebnisse dazu, das Behandlungsprogramm als Ergänzung der medikamentösen und physikalischen Therapie des chronischen Schmerzpatienten weiterzuentwickeln.

6 Untersuchung an Patienten unterschiedlicher Schmerzdiagnosen

6.1 Studienplan

In einer 2. Untersuchung, die der Entwicklung von „Schmerz im Gespräch" diente, behandelten wir eine Therapiegruppe (TG) von 25 Patienten mit unterschiedlichen chronischen schmerzhaften Erkrankungen in 3 allgemeinärztlichen Praxen (s. Rehfisch et al. im Druck). Das Behandlungsprogramm beinhaltete den

Tabelle 3. Vergleich der häufigsten Symptomangaben durch den Arzt in TG und KG. Mehrfachangaben waren möglich

Symptome	TG (n = 25) [%]	KG (n = 20) [%]
HWS-Syndrom	64	60
Migräne	40	40
LWS-Syndrom	36	35
Schulter-Arm-Syndrom	28	30
Kopfschmerz	24	25
Depressive Verstimmung	36	35
Psychovegetatives Syndrom	24	25

Baustein „Förderung des positiven Erlebens" erst in Ansätzen, dafür standen imaginative Techniken stärker im Vordergrund. Die Gruppen wurden von einem in der psychologischen Schmerzbehandlung erfahrenen Diplompsychologen geleitet.

Zur Erfolgskontrolle bildeten wir eine aus 20 Patienten bestehende Kontrollgruppe (KG), die den gleichen Praxen entstammte. Die Patienten der TG und der KG wurden von den Ärzten nach dem Kriterium der Chronizität der Schmerzen ausgewählt und zufällig auf die beiden Gruppen verteilt. Die KG und TG waren hinsichtlich biographischer Daten und hinsichtlich der Diagnosen vergleichbar (Tabelle 3).

Sowohl für die TG als auch die KG fand die medizinische Behandlung weiterhin ohne Einschränkung nach dem Ermessen der behandelnden Ärzte statt. Die psychologische Schmerzbehandlung wurde somit als komplementäre Intervention angeboten.

Zur Beurteilung des Behandlungserfolgs wurden zu 3 Meßzeitpunkten, nämlich vor (t_1) und nach (t_2) der Behandlung sowie zu einer 6monatigen Katamnese (t_3), u.a. folgende standardisierte Fragebögen eingesetzt:

- Depressivitätsskala (v. Zerssen 1976a),
- State-trait-Angstinventar zur Ermittlung der habituellen Ängstlichkeit (Laux et al. 1981),
- Gießener Beschwerdebogen (Brähler u. Scheer 1983),
- Fragebogen zu Beschwerden in Schmerzsituationen und Ablenkungsstrategien bei Schmerzen (Köhler 1982).

Zusätzlich legten wir zu allen Meßzeitpunkten ein Schmerztagebuch vor, das 14 Tage lang geführt wurde. Hierin wurden von den Patienten auf einer 6stufigen Ratingskala Schmerzintensität, Tagesstimmung und funktionelle Beeinträchtigung durch die Schmerzen beurteilt sowie die Medikamenteneinnahme und die durchgeführten erlernten Übungen zur Schmerzbewältigung erfaßt.

Weiterhin erhoben wir die Häufigkeit der Arztkontakte in dem der Gruppenbehandlung vorausgehenden und dem sich ihr anschließenden Quartal und ließen die Ärzte den wahrgenommenen Behandlungserfolg einstufen.

Der TG legten wir nach Abschluß der Behandlung weiterhin Fragebögen zur Beurteilung der Behandlung und der Programmbausteine vor und führten ein ca. halbstündiges Abschlußinterview mit jedem Patienten.

6.2 Auswertung

Die Daten wurden erneut multivariat varianzanalytisch ausgewertet. Um den Therapieerfolg direkt nach Abschluß der Behandlung zu überprüfen, rechneten wir eine multivariate Varianzanalyse mit einem 2stufigen Meßwiederholungsfaktor (auf t_1 und t_2). Hierbei zeigte sich eine signifikante Wechselwirkung des Meßwiederholungsfaktors mit dem 2stufigen Gruppenfaktor ($p = 0,005$), während die Haupteffekte nicht signifikant waren. Zum Katamnesezeitpunkt nahmen 7 der KG-Patienten bereits an der versprochenen Gruppenbehandlung teil, so daß die KG sich zu diesem Zeitpunkt auf $n = 13$ Patienten reduzierte. Deshalb wurde zur Überprüfung der langfristigen Therapieeffekte eine zusätzliche multivariate Varianzanalyse mit einem 3stufigen Meßwiederholungsfaktor (t_1, t_2 und t_3) gerechnet. Diese Vorgehensweise wurde gewählt, um zu beiden Erhebungszeitpunkten alle tatsächlich vorliegenden Daten in der Auswertung berücksichtigen zu können. Hier ergab sich ebenfalls eine signifikante multivariate Wechselwirkung zwischen Gruppen und Meßwiederholungsfaktor ($p = 0,006$), die Haupteffekte waren ebenfalls nicht signifikant. Mit diesem Nachweis vorhandener Therapieeffekte sind die Voraussetzungen für eine weitere univariate Auswertung gegeben.

In der folgenden univariaten Auswertung werden 3 Fragestellungen überprüft:

1) Haben sich die Variablen, die zur Erfolgskontrolle herangezogen werden, zwischen dem 1. und 2. Meßzeitpunkt verändert? Veränderungen der TG sind im Vergleich zur KG signifikant, wenn die Wahrscheinlichkeit, die jeweiligen univariaten Wechselwirkungen – s. Tabelle 4, Spalte p (gxt_2) – durch Zufallseinflüsse erklären zu können, kleiner als 0,05 ist.
2) Haben sich die Variablen, die zur Erfolgskontrolle herangezogen werden, zwischen allen 3 Meßzeitpunkten verändert? Veränderungen sind signifikant, wenn die Wahrscheinlichkeit, die jeweiligen univariaten Wechselwirkungen – s. Tabelle 4, Spalte p (gxt_3) – durch Zufallseinflüsse zu erklären, kleiner als 0,05 ist.
3) Bestehen zum Katamnesezeitpunkt in der TG noch signifikante Veränderungen zum Ausgangswert? Als Signifikanztests wurden hier t-Tests zwischen den Werten (t_1 und t_3) der TG gerechnet – s. Tabelle 4, Spalte p (t_1–t_3).

6.3 Ergebnisse

In den Schmerztagebüchern zeigen sich zum Meßpunkt t_2, direkt nach Abschluß der Behandlung, signifikante Verbesserungen in der Schmerzstärke, der funktionellen Behinderung durch die Schmerzen und der Tagesstimmung (Tabelle 4).

Zum Katamnesezeitpunkt (t_3) verschlechtern diese Werte sich, ohne aber wieder den Ausgangswert zu erreichen. Zum Katamnesezeitpunkt lassen sich für diese 3 Variablen also keine signifikanten Effekte nachweisen.

Dieses auf den ersten Blick enttäuschende Ergebnis wird verständlicher, wenn man Abb. 4 betrachtet. Hier wurde die TG in 2 Teilgruppen aufgespalten, einmal in Patienten, die zum Katamnesezeitpunkt noch mindestens 1mal täglich eine der vermittelten Schmerzbewältigungstechniken durchführen (dies sind 9 Patienten),

Tabelle 4. Daten aus dem Schmerztagebuch (TG: n = 25, KG: n = 20 bzw. 13 zum Zeitpunkt t_3)

	Gruppe	t_1	t_2	t_3	p (gxt_2)	p (gxt_3)	p (t_1-t_3)
Schmerz	TG	2,7	2,2	2,5	0,001	0,002	0,348
	KG	2,6	2,8	2,7			
Behinderung	TG	2,5	2,0	2,4	0,001	0,017	0,845
	KG	2,4	2,6	2,6			
Stimmung	TG	2,8	2,3	2,5	0,003	0,065	0,111
	KG	2,5	2,6	2,7			

und in die restliche Teilgruppe, die seltener übt. Es wird deutlich, daß die Patienten, die regelmäßig die erlernten Übungen weiterhin ausführen, den Behandlungserfolg bei der Schmerzverringerung auch über den Katamnesezeitraum von 6 Monaten beibehalten. Dieses Ergebnis zeigt die Bedeutung des fortgeführten Übens der Patienten für den Behandlungserfolg.

Bei den standardisierten Fragebögen zeigt sich bei allen 3 Variablen - der Angst, der Depression und den psychosomatischen Beschwerden - eine signifikante Abnahme, sowohl direkt nach der Behandlung als auch zum Katamnese-

Tabelle 5. Daten der standardisierten Fragebögen (TG: n = 25, KG: n = 20 bzw. 13 zum Zeitpunkt t_3)

	Gruppe	t_1	t_2	t_3	p (gxt_2)	p (gxt_3)	p (t_2-t_3)
Depression	TG	15,9	12,3	12,5	0,000	0,002	0,003
	KG	10,9	10,7	13,9			
Angst	TG	48,5	41,8	44,0	0,002	0,014	0,001
	KG	45,5	45,2	46,5			
Psychosomatische Beschwerden	TG	65,2	50,6	49,2	0,002	0,009	0,000
	KG	57,5	53,2	58,5			

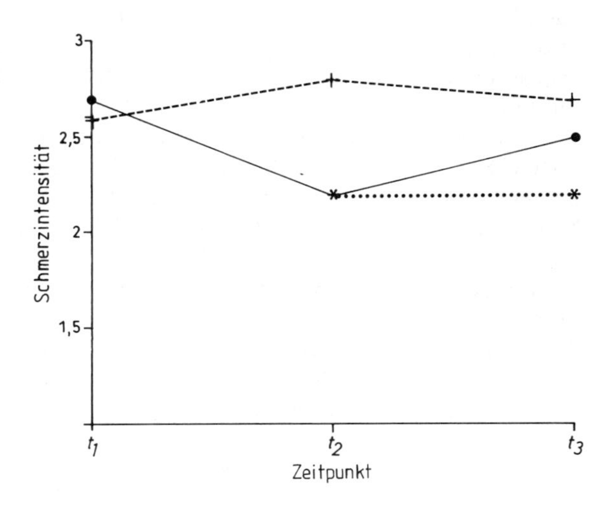

Abb. 4. Verlauf der Schmerzintensität bei der weiterhin übenden TG (ÜTG, n = 9), der gesamten TG (n = 25) und der KG (n = 13). ●—TG, +--KG, *··· ÜTG

Tabelle 6. Daten der speziellen Meßinstrumente (TG: n = 25, KG: n = 20 bzw. 13 zum Zeitpunkt t_3)

	Gruppe	t_1	t_2	t_3	p (gxt_2)	p (gxt_3)	p (t_1-t_3)
Beschwerden	TG	33,6	26,4	28,8	0,007	0,012	0,008
bei Schmerzen	KG	27,4	26,4	29,6			
Schmerzintensität	TG	3,6	2,7	2,7	0,014	0,012	0,000
(1-Punkt-Messung)	KG	3,6	3,9	3,7			
Schlafprobleme	TG	7,3	5,9	7,0	0,009	0,037	0,578
	KG	7,6	8,1	8,5			
Ablenkung	TG	50,6	43,5	46,7	0,017	0,088	0,203
	KG	37,1	43,4	46,7			

Tabelle 7. Häufigkeit der Arztbesuche innerhalb von 3 Monaten vor (t_1) und 3 Monaten nach (t_2) der Behandlung (TG: n = 25, KG: n = 20)

Gruppe	t_1	t_2
TG	7,08	3,9
KG	6,15	7,8

zeitpunkt (Tabelle 5). Diese Behandlungseffekte sind somit stabiler als die mit Hilfe des Schmerztagebuchs erfaßten.

Bei den weiteren Erfolgskriterien (Tabelle 6) läßt sich direkt nach Beendigung der Behandlung ebenfalls eine signifikante Reduktion nachweisen, die allerdings bei Schlafbeschwerden und Ablenkungsstrategien zum Katamnesezeitpunkt nicht mehr signifikant ist, wenn auch die Meßwerte noch unterhalb der Ausgangswerte liegen. Zusätzlich erfaßten wir hier die Schmerzstärke auf einer einmalig vorgelegten Retingskala (1-Punkt-Messung). Im Gegensatz zur Schmerzintensität im Schmerztagebuch zeigen sich hier auch zum Katamnesezeitpunkt signifikante Effekte.

Weiterhin verglichen wir mittels einer Varianzanalyse die Anzahl der Arztbesuche in dem vor und nach der Gruppenbehandlung liegenden Quartal für die TG und die KG. In der TG konnten wir eine signifikante Reduzierung ($p = 0{,}000$; Wechselwirkung zwischen Gruppe und Meßzeitpunkt) der Arztbesuche nachweisen (Tabelle 7).

Etwa 3 Monate nach Abschluß der Behandlung baten wir die Ärzte, eine subjektive Beurteilung des Behandlungserfolgs auf vorgelegten Ratingskalen vorzunehmen. Die Frage „Sehen Sie für den Patienten einen Erfolg durch die Gruppenbehandlung" wurde in 20% (n = 5) der Fälle verneint, für die anderen 80% sahen die behandelnden Ärzte positive Effekte.

Zum Abschluß der Behandlung bekamen die Patienten der TG einen umfangreichen Beurteilungsbogen, in dem sie um ihre Meinung zu der Behandlung und den Programmbausteinen befragt wurden. Am positivsten bewerten die Patienten die Verfahren der PMR nach Jacobson, die Gymnastik und die Gruppengespräche. Imaginative Verfahren fallen in der Bewertung nur wenig ab, während direkt schmerzbezogene Bewältigungsverfahren weniger Anklang finden.

Direkt nach Abschluß der Behandlung werden die Übungen sehr häufig durchgeführt, 52% üben mehrmals täglich, mindestens einmal täglich üben 80% der Patienten. Diese große Übungshäufigkeit ist als Hinweis für die hohe Akzeptanz des Programms anzusehen.

Aufgrund der Ergebnisse dieser Studie haben wir das damals verwendete Programm modifiziert und in die jetzt vorliegende Form gebracht. Wesentliche Unterschiede bestehen in:

1) einer Reduzierung der imaginativen Techniken des Programms auf 3 gut akzeptierte Übungen;
2) einer Ergänzung durch den Programmbaustein „Förderung des positiven Erlebens". Eine stärkere Beachtung der depressiven Symptomatik erwies sich als notwendig, da die Patienten auch nach der Behandlung noch klinisch relevante depressive Werte aufwiesen;
3) einer Überarbeitung der Informationsbausteine, deren Einsatz unter didaktischen Gesichtspunkten verbessert wurde;
4) einer Überarbeitung des kognitiven Programmbausteins, wobei eine stärkere Strukturierung vorgenommen wurde.

Mit diesen Änderungen hoffen wir, die Effizienz des Programms zu steigern und es gleichzeitig den Bedürfnissen der ärztlichen Praxis noch besser anzupassen.

7 Fazit

Insgesamt hat sich in beiden beschriebenen Studien das Behandlungsprogramm „Schmerz im Gespräch" als effektiv in der Behandlung von Patienten mit chronischen Rückenschmerzen und mit unterschiedlicher Schmerzdiagnose erwiesen. Weiterhin konnten wir belegen, daß das Programm unter den Bedingungen der ärztlichen Praxis einsetzbar ist und von den Patienten akzeptiert wird.

Um dem ärztlichen Gruppenleiter die Durchführung des Programms zu erleichtern, haben wir die Vorgehensweise stark standardisiert, die Unterlagen überarbeitet und das Programm auf wesentliche und akzeptierte Behandlungselemente gekürzt.

Erste Berichte von 14 niedergelassenen Ärzten, die das Gruppenprogramm mit ihren Patienten erprobten, zeigen, daß es nach einer gründlichen Schulung der Gruppenleiter erfolgreich in der Praxis eingesetzt werden kann. Eine endgültige Beurteilung sollte allerdings erst nach der Analyse der im Rahmen der Begleitforschung erhobenen Daten vorgenommen werden.

Literatur

Ammann AN (1984) Aktive Imagination. Walter, Freiburg

Bernstein DA, Borkovec TD (1975) Entspannungs-Training. Handbuch der progressiven Muskelentspannung. Pfeiffer, München

Brähler E, Scheer J (1983) Der Gießener Beschwerdebogen (GBB). Huber, Bern

Collet L, Cottraux J, Juenet C (1986) GSR feedback and Schultz relaxation in tension headaches: a comparative study. Pain 25: 205-213

Cziske R (1983) Faktoren des Schmerzerlebens und ihre Messung: revidierte mehrdimensionale Schmerzskala. Diagnostika 29: 61-74

Flor H, Birbaumer N, Turk DC (1987) Ein Diathese-Streß-Modell chronischer Rückenschmerzen: empirische Überprüfung und therapeutische Implikationen. In: Gerber WD, Miltner W, Mayer K (Hrsg) Verhaltensmedizin: Ergebnisse und Perspektiven interdisziplinärer Forschung. edition medizin, Weinheim, S 37-54

Gerber WD (1986) Chronische Kopfschmerzen. In: Miltner W, Birbaumer N, Gerber WD (Hrsg) Verhaltensmedizin. Springer, Berlin Heidelberg New York Tokyo, S 135-170

Gheorghiu VA (1986) Suggerierte Analgesie bei Intoleranz von Anästhetika: Zahnimplanation unter Hypnose. Hypnose Kognition 3: 2-8

Hautzinger M (1987) Individuelle und experimentell vorgegebene Unterschiede in der Bewältigung von Schmerz. In: Gerber WD, Miltner W, Mayer K (Hrsg) Verhaltensmedizin: Ergebnisse und Perspektiven interdiszipl. Forschung. edition medizin, Weinheim, S 83-98

Kaluza G (in Vorbereitung) Training zur Schmerzkontrolle und Streßbewältigung bei Patienten mit chronischen Schmerzen. Med Dissertation, Marburg

Kaluza G, Basler HD (1988) Gruppenbehandlung von Patienten mit chronischen Rückenschmerzen - eine Untersuchung in allgemeinärztlichen Praxen. In: Schüffel W (Hrsg) Sich gesund fühlen im Jahr 2000. Springer, Berlin Heidelberg New York Tokyo, S 266-284

Köhler H (1982) Psychologische Schmerzbewältigung bei chronischer Polyarthritis. Med Dissertation, Tübingen

Laux L, Glanzmann P, Schaffner P, Spielberger CD (1981) Das State-Trait-Angstinventar. Beltz, Weinheim

Leuner H (1985) Lehrbuch des katathymen Bilderlebens. Huber, Bern

Lutz R, Koppenhöfer E (1984) Kleine Schule des Genießens. In: Lutz R (Hrsg) Genuß und Genießen. Beltz, Weinheim

Melzack R, Wall PD (1965) Pain mechanisms: A new theory. Science 150: 971-979

Rehfisch HP (1988a) Psychologische Schmerzbewältigungstechniken: Ein Überblick und Erfahrungsbericht. Aktuel Rheumatol 13: 112-117

Rehfisch HP (1988b) Psychologische Schmerztherapie bei chronischer Polyarthritis. Eine kontrollierte Studie. Aktuel Rheumatol 13: 34-37

Rehfisch HP (in Vorbereitung) Entspannung und Imagination als Schmerzbewältigung. In: Basler HD, Franz C, Kröner-Herwig B, Rehfisch HP, Seemann H (Hrsg) Psychologische Schmerzbewältigung. Springer, Berlin Heidelberg New York Tokyo

Rehfisch HP, Basler HD, Kopp G, Lay W, Stafunsky M, Uffelmann K (im Druck) „Schmerz im Gespräch“ - Eine psychologische Gruppenbehandlung von chronischen Schmerzpatienten unterschiedlicher Symptomatik in allgemeinärztlichen Praxen. Allgemeinmedizin

Rehfisch HP, Seemann H, Basler HD, Raspe HH, Mattussek S (in Vorbereitung) Psychologische Schmerztherapie bei Rheuma. Springer, Berlin Heidelberg New York Tokyo

Schmidt RF, Thews G (1988) Physiologie des Menschen. Springer, Berlin Heidelberg New York Tokyo

Singer JL (1978) Phantasie und Tagtraum. Imaginative Methoden in der Psychotherapie. Pfeiffer, München

Stelzl I (1982) Fehler und Fallen der Statistik. Huber, Bern

Turk DC, Meichenbaum D, Genest M (1983) Pain and behavioral medicine. A cognitive-behavioral perspective. Guilford, New York

Turner JA, Chapman CR (1982a) Psychological interventions for chronic pain: A critical review. I. Relaxation training and biofeedback. Pain 12: 1-21

Turner JA, Chapman CR (1982b) Psychological interventions for chronic pain: A critical review. II. Operant conditioning, hypnosis, and cognitive-behavioral therapy. Pain 12: 23-46

Zerssen D von (1976a) Paranoid-Depressivitätsskala und Depressivitätsskala. Beltz, Weinheim

Zerssen D von (1976b) Die Beschwerdeliste - Manual. Beltz, Weinheim

Zimmermann M (1984) Physiologie von Nozizeption und Schmerz. In: Zimmermann M, Handwerker HO (Hrsg) Schmerz. Konzepte ärztlichen Handelns. Springer, Berlin Heidelberg New York Tokyo, S 1-43

Zimmermann M, Seemann H (1986) Der Schmerz. Springer, Berlin Heidelberg New York Tokyo

Praxis der Gruppenarbeit mit chronisch Kranken

G. Kaluza

Die in diesem Buch dargestellten Behandlungsprogramme für chronisch Kranke sind durch 2 wesentliche gemeinsame Charakteristika gekennzeichnet: Erstens wird in diesen Programmen nicht nur eine Beratung zur Verhaltensänderung durchgeführt, sondern eine Beratung während der Verhaltensänderung (Basler, in diesem Band). Zweitens findet diese Beratung nicht im Einzelgespräch, sondern in Gruppen von Patienten statt. Dies geschieht nicht primär aus zeitökonomischen Gründen. Vielmehr steht hier die Erkenntnis Pate, daß die Gruppe therapeutische Möglichkeiten bietet, die denen der Einzelberatung überlegen sind. Ich möchte in diesem Beitrag einige Aspekte aufzeigen, die das therapeutische Potential der Gruppe betreffen, und gebe anschließend praktische Hinweise für die Planung und Leitung von Patientengruppen in der ärztlichen Praxis.

1 Die möglichen therapeutischen Wirkungen der Patientengruppe

Erstens bietet die Gruppe für viele Patienten eine Möglichkeit der *Entlastung und Relativierung* der eigenen Probleme durch sozialen Vergleich. „Ich habe gesehen, daß es anderen genauso schlecht (noch schlechter) geht", „Mir gehts ja noch relativ gut ...", sind typische Patientenäußerungen, in denen dies zum Ausdruck kommt. „Geteiltes Leid ist halbes Leid", weiß auch der Volksmund. Doch ist hier nicht allein die zweifellos wichtige Entlastung durch das Sprechen über eigene Sorgen und Nöte gemeint. Von ebensolcher Wichtigkeit scheint mir die Konfrontation und Beschäftigung mit den Problemen anderer Gruppenmitglieder. Dies kann eine größere innere Distanz zu den eigenen Problemen schaffen, aus der heraus eigene Handlungsmöglichkeiten leichter (wieder)erkannt werden können.

Zweitens kommt der Gruppe eine wesentliche Bedeutung bei der *Motivierung und Aktivierung* des einzelnen zur Verhaltensänderung zu. Das Beispiel anderer Gruppenmitglieder, die gegenseitige Ermutigung, Solidarität und oft auch konkretpraktische Unterstützung bei der Realisierung neuen Verhaltens, die positive Verstärkung in Form von Lob und Anerkennung für bereits erzielte auch noch so kleine Erfolge und nicht zuletzt schließlich ein Gefühl gegenseitiger Verpflichtung – alle diese Faktoren, die in und durch die Gruppe wirksam werden, können den

Boden bilden, auf dem für den einzelnen die Motivation zur Verhaltensänderung wachsen und gedeihen und ggf. auch immer wieder neu aufgerichtet werden kann.

Drittens erfüllt die Gruppe eine *kommunikative Funktion*. Sie entspricht einem menschlichem Urbedürfnis, nämlich dem Bedürfnis nach Kontakt. Dies erscheint gerade in einer Zeit zunehmender Vereinzelung und sozialer Isolation von besonderer Bedeutung. Wo soziale Bindungen fehlen oder in ritualisierten Formen erstarrt sind, kann die Gruppe eine konkrete Alternative bieten, Gefühle der Einsamkeit - zumindest partiell - aufheben und Kontakt ermöglichen. Unter diesem Aspekt stellt die Gruppe nicht nur ein Instrument dar, das zu therapeutischen Zwecken eingesetzt wird, vielmehr gewinnt das Gruppenerlebnis einen Wert in sich. Aus den Nachbefragungen wissen wir, daß viele Patienten gerade das Zusammensein mit anderen in der Gruppe als besonders hilfreich erlebt haben, mehr noch als das Erlernen einzelner Methoden oder die Information über bestimmte krankheitsrelevante Themen.

Viertens zeichnet sich die Gruppe durch eine - im Vergleich mit der Einzelberatung - größere *Effektivität* in der Problemlösung aus. Dies zeigt sich im Gruppengeschehen insbesondere immer dann, wenn es darum geht, mögliche Lösungen für konkrete Probleme einzelner Teilnehmer zu finden, konkrete Schritte zu deren Realisierung zu entwickeln und ihre wahrscheinlichen Konsequenzen zu überdenken. Hier sind es häufig andere Patienten, die - aufgrund eigener Erfahrung - den entscheidenden Vorschlag zur Lösung eines Problems eines anderen Gruppenmitglieds einbringen oder wichtige Hinweise auf mögliche erwünschte oder unerwünschte Konsequenzen geben, die weder vom Gruppenleiter noch vom betroffenen Patienten selbst hätten gesehen werden können. Man könnte hier vom „Teamvorteil der Gruppe" (Möller 1981) sprechen, der schlicht darin besteht, daß viele Augen mehr sehen als zwei.

Fünftens schließlich und nicht zuletzt stellt die Gruppe selbst ein *soziales Lernfeld* dar, das dem einzelnen Gelegenheit bietet, sich selbst im Kontakt mit anderen bewußt zu erleben und ggf. neues Verhalten auszuprobieren. Im Laufe der Gruppenarbeit lernt der Patient beispielsweise, frei über sich vor der Gruppe zu sprechen; er erfährt Akzeptanz und Anteilnahme; er lernt, anderen zuzuhören ebenso wie eigene Interessen und Meinungen zu vertreten; er kann neue Erfahrungen gewinnen über die Wirkungen seines Verhaltens auf andere und umgekehrt. Diese sozialen Lernprozesse laufen in den Patientengruppen zwar meistens implizit ab, d.h. sie werden selten direkt thematisiert, ihr Effekt ist dennoch nicht zu unterschätzen. Häufige Folgen sind ein gestärktes Selbstbewußtsein, eine direktere Bedürfnisäußerung und eine klarere Selbst- und Fremdwahrnehmung, die sich dann auch im Alltag des Patienten auswirken. Für einige Patienten - häufig (Haus)frauen - beginnt ein derartiger sozialer Lernprozeß bereits mit der Entscheidung zur Teilnahme an der Gruppe, die eine Entscheidung dafür bedeutet, etwas nur für sich zu tun, und einen ersten Schritt in Richtung auf ein Mehr an Selbstbehauptung darstellen kann.

2 Die Merkmale einer erfolgreichen Patientengruppe

Die Gruppe als Ort der Entlastung, Quelle der Motivierung, Möglichkeit der Kommunikation, Hilfe bei der Problemlösung und soziales Lernfeld - dies sind m. E. die wichtigsten therapeutischen Chancen der Patientengruppe. Ihre Realisierung wird wesentlich davon bestimmt, ob und inwieweit aus der zunächst losen Ansammlung von Einzelpersonen tatsächlich eine Gruppe zusammenwächst. Ob und inwieweit die einzelnen Patienten emotionale Beziehungen aufbauen, die die Grundlage bilden für das Gefühl der Gruppenzugehörigkeit und den *Gruppenzusammenhalt (Kohäsion).* Ob und inwieweit sich ein Klima des *Vertrauens* entwikkelt, in dem der einzelne sich akzeptiert fühlt und offen über persönliche Belange sprechen kann. Schließlich ob und inwieweit die Patienten - im Bewußtsein gemeinsamer Ziele - eine *kooperative Arbeitshaltung* entwickeln, womit die Bereitschaft gemeint ist, sowohl anderen Gruppenmitgliedern bei der Bewältigung ihrer Probleme zu helfen als auch für sich selbst eine solche Unterstützung der Gruppe anzunehmen.

Kohäsion, Vertrauen/Offenheit und Kooperation können als die wichtigsten Merkmale einer therapeutisch erfolgreichen Patientengruppe betrachtet werden (Dziewas 1980). Die Entwicklung von Beziehungen der Patienten untereinander zu ermöglichen und dadurch den Gruppenzusammenhalt zu stärken, Vertrauen und Offenheit zu fördern und kooperatives Verhalten zu unterstützen und zu verstärken, können entsprechend als die wichtigsten Aufgaben angesehen werden, die sich dem Leiter von Patientengruppen neben der Vermittlung der jeweils programmspezifischen Informationen und Methoden stellen. Im folgenden möchte ich praktische Hinweise für die Planung und die Leitung von Patientengruppen geben. Dabei beziehe ich mich sowohl auf eigene Erfahrungen als Gruppenleiter als auch auf Erfahrungen, die ich in der Supervision von ärztlichen und nichtärztlichen Gruppenleitern im Rahmen der in diesem Band vorgestellten Projekte gewonnen habe.

3 Planung und Vorbereitung der Gruppenarbeit

Beginnen möchte ich mit den Voraussetzungen der Gruppenarbeit, die vor Beginn der 1. Gruppensitzung zu klären sind.

3.1 Auswahl und Ansprache der Patienten

Hier stellt sich zunächst die Frage, welche Patienten in die Gruppe aufgenommen werden sollen und wie diese angesprochen werden können. Bezüglich der *Auswahl der Patienten* sind neben den krankheitsspezifischen Kriterien folgende Gesichtspunkte zu berücksichtigen: Patienten mit einer Alkohol- und/oder Medikamentenabhängigkeit sollten nicht aufgenommen werden, ebensowenig wie Patienten mit ausgeprägten neurotischen Symptomen (Phobien, Zwangssymptome) oder stark beeinträchtigenden anderen körperlichen Erkrankungen. Wichtig ist auch, daß eine regelmäßige Teilnahme des Patienten an allen Gruppensitzungen gewährleistet ist.

Sind diese Kriterien erfüllt, kann unter den verbleibenden Patienten ausgewählt werden nach der medizinischen Dringlichkeit („Wie nötig hat es der Patient?"), nach der Stärke der Teilnahmemotivation („Wie gern möchte der Patient?") und nicht zuletzt auch aufgrund der persönlichen Beziehung des Gruppenleiters zum Patienten („Wie sehr mag ich diesen Patienten?"). Gerade dieser letzte Gesichtspunkt sollte - zumindest bei der 1. Gruppe - nicht übergangen werden, stellt es für den noch unerfahrenen Gruppenleiter doch eine unnötige Erschwernis seiner Arbeit dar, wenn in der Gruppe Patienten sind, denen gegenüber er Abneigung, Angst, Ärger, Minderwertigkeit oder ähnliches empfindet. In späteren Gruppen dann kann der Umgang auch mit solchen Patienten eine neue Herausforderung für den Gruppenleiter darstellen. In den Fällen, in denen nicht der Arzt selbst, sondern z. B. eine Helferin als Gruppenleiterin vorgesehen ist, ist es deshalb ratsam, daß der Arzt die Auswahl der Patienten gemeinsam mit der zukünftigen Gruppenleiterin bespricht.

Neben der Frage, welche Patienten in die Gruppe aufgenommen werden sollen, ist auch die Art und Weise zu klären, wie die Patienten angesprochen werden sollen. Hier haben sich in der Praxis unterschiedlichste Wege bewährt, die vom Aushang im Wartezimmer bis zur gezielten persönlichen Ansprache einzelner Patienten reichen. Wichtig dabei ist, daß die Patienten von vornherein umfassend über die Teilnahmebedingungen, die Notwendigkeit einer regelmäßigen Teilnahme und aktiven Mitarbeit, aufgeklärt werden und daß sie sich dann in Kenntnis dieser Bedingungen *freiwillig* zur Teilnahme entscheiden. Zwar soll der Arzt zur Teilnahme motivieren, z. B. indem er auf die medizinische Notwendigkeit und die Erfolgsaussichten hinweist, aber nicht den Patienten überrumpeln oder vorschnell „festnageln". Die Freiwilligkeit der Teilnahme sollte der Arzt auch dem Patienten gegenüber deutlich machen, damit der Patient nicht etwa meint, an der Gruppe „seinem Doktor zuliebe" teilnehmen zu müssen. Nach der eingehenden Information über das Gruppenangebot sollte ein letzter aktiver Schritt zur verbindlichen Anmeldung, sei es telefonisch oder schriftlich, dann vom Patienten selbst verlangt werden.

3.2 Gruppenzusammenstellung

Zu beachten ist bei der Patientenauswahl auch die Gruppenzusammenstellung. In aller Regel sind Gruppen, die hinsichtlich des Alters, des Bildungsstands und der sozialen Schicht homogen sind, leichter zu führen als heterogene Gruppen, die vom Gruppenleiter eine größere Integrationskraft verlangen. Andererseits können heterogene Gruppen gerade unter dem Gesichtspunkt des sozialen Lernens besonders anregend und produktiv sein. Auch hier sollte der Gruppenleiter nach der Maxime verfahren, es sich anfangs möglichst leicht zu machen, d. h. eher homogene Gruppen zu bilden.

Vermieden werden sollten bei der Gruppenzusammenstellung in jedem Fall extreme Minderheitenpositionen, also z. B. ein Mann unter 9 Frauen, eine 20jährige unter sonst mindestens 50jährigen etc.

Eine immer wiederkehrende Frage schließlich betrifft die gemeinsame *Teilnahme von Ehepaaren* an einer Gruppe. Da die in den Behandlungsprogrammen angestrebten Verhaltensänderungen in der Regel auch den gemeinsamen Alltag des Ehepaars betreffen, ist eine Teilnahme beider Ehepartner zu begrüßen. Unter gruppendynamischen Gesichtspunkten ist hingegen zu bedenken, ob die Gruppe durch Beziehungsprobleme des Ehepaars, die in die Gruppe hineingetragen, aber dort nicht gelöst werden können, zu sehr belastet werden könnte. Möglich ist auch, daß es für den Patienten gerade wichtig und hilfreich wäre, einmal etwas nur für sich zu unternehmen und sich ohne den Ehepartner aussprechen zu können. Eine generelle Empfehlung kann hier nicht gegeben werden, hier sollte jeweils in Kenntnis des individuellen Falls entschieden werden.

3.3 Zeitliche und räumliche Planung

Zur Vorbereitung der Gruppenarbeit gehört auch die Klärung der räumlichen und zeitlichen Bedingungen.

In aller Regel finden die Gruppensitzungen im Wartezimmer der Arztpraxis statt. Der Raum sollte hell und freundlich, möglichst lärmgeschützt und störungsfrei sein und bewegliche Sitzmöbel enthalten, die zu einem geschlossenen Kreis aufgestellt werden können. Ein Tisch in der Mitte des Kreises wirkt eher als Kommunikationsbarriere und kann allenfalls außerhalb des Kreises zur Ablage von Materialien aufgestellt werden.

Bei der zeitlichen Planung ist zu berücksichtigen, daß der Gruppenprozeß durch Ferien, Feiertage etc. nicht zu lange und nicht zu häufig, möglichst gar nicht unterbrochen wird. Die Gruppensitzungen finden in wöchentlichen Abständen zu einem festen Termin statt. Die einzelne Sitzung dauert 1½–2 Stunden. Der Gruppenleiter sollte für sich selbst vor und nach der Gruppensitzung etwas Zeit zur Vor- und Nachbereitung einplanen.

3.4 Vorbereitung des Gruppenleiters

Neben der Patientenauswahl und der organisatorischen Planung soll abschließend noch etwas zur Vorbereitung des Gruppenleiters selbst gesagt werden. Diese betrifft nicht allein seine inhaltlich-methodische Vorbereitung, sondern besonders auch seine motivationale Vorbereitung. Die Aufgabe erfordert vom Gruppenleiter Zeit und Energie, Durchhaltevermögen, innere Stabilität und psychische Kraft, um mögliche Gefühle der Unsicherheit, Aufregung, Enttäuschung, Verletzung etc. zu bewältigen. Zumeist erfährt der Gruppenleiter durch die Patienten Anerkennung und Bestätigung, die ihn in seiner Rolle festigen und motivieren. Doch erscheint es mir notwendig, daß v.a. der noch unerfahrene Gruppenleiter Unterstützung auch von außen erfährt, in Form von Supervisionen und informellen Gesprächen mit den Praxiskollegen. Wenn der Praxisinhaber die Leitung einer Patientengruppe einer Helferin überträgt, sollte er zu ihrer motivationalen Unterstützung bereitstehen und ihr besonderes Engagement auch finanziell oder durch entsprechenden Freizeitausgleich honorieren.

4 Phasen des Gruppenprozesses und die Aufgaben des Leiters

Sind die genannten Vorbereitungen getroffen, kann die eigentliche Gruppenarbeit beginnen. Im folgenden unterteile ich den Prozeß der Gruppenentwicklung in Anlehnung an Langmaack und Braune-Krickau (1985) in 4 Phasen und gebe Hinweise zum Leiterverhalten, durch das die Entwicklung einer kohäsiven, vertrauensvoll-offenen und kooperativen Gruppenatmosphäre gefördert werden kann.

4.1 Phase 1: Ankommen und Kennenlernen

Meist schon Tage vor dem 1. Gruppenabend beginnt für viele Teilnehmer - und auch für den Gruppenleiter - der Gruppenprozeß. Eine innere Erwartungsspannung baut sich auf; Hoffnungen und Befürchtungen werden wach; Skepsis und Zweifel vermischen sich in einem individuell unterschiedlichen Verhältnis mit Zuversicht und Optimismus. „Wer wird noch da sein?“, „Ob das wirklich etwas bringt?“, „Wird man mich akzeptieren?“ - mit solchen und ähnlichen Fragen treffen die Patienten dann zur 1. Gruppensitzung zusammen.

In dieser Anfangsphase sind die Teilnehmer in aller Regel nicht zur Aufnahme umfassenderer inhaltlicher Informationen über die bevorstehende Gruppenarbeit fähig. Zu sehr sind sie innerlich damit beschäftigt, Spannung und Unsicherheit zu kontrollieren und eine „Psychologie des ersten Eindrucks“ zu betreiben; d.h. sie versuchen eine vorläufige Einschätzung der anderen Gruppenmitglieder zu gewinnen und eine erste eigene Position zu finden.

Der Gruppenleiter sollte der Initialspannung in der Phase des Gruppenanfangs Rechnung tragen und dem Wunsch der Teilnehmer nach einer ersten Kontaktaufnahme ausreichend Raum geben. Seine Hauptaufgabe in dieser Phase besteht darin, *Sicherheit zu vermitteln.* Er sollte sich zunächst auf eine kurze einleitende Begrüßung beschränken, in der er sich - falls erforderlich - selbst vorstellt, Freude über die Teilnahme der einzelnen Patienten ausdrückt, ihr gemeinsames Anliegen hervorhebt und Zuversicht hinsichtlich des Gruppenerfolgs - etwa mit dem Verweis auf vorangegangene Gruppen - äußert. Zur Spannungsreduktion trägt auch bei, wenn der Gruppenleiter die anfängliche Unsicherheit und Spannung als „etwas bei jedem Gruppenbeginn ganz Normales“ anspricht.

Dann sollte der Leiter möglichst bald den Teilnehmern Gelegenheit geben, zu sprechen und sich kennenzulernen. Eine gute Möglichkeit hierzu bietet das *Paarinterview,* bei dem die Teilnehmer sich zunächst in Paaren gegenseitig interviewen und dann anschließend einander der übrigen Gruppe vorstellen. Inhaltlich wird es bei dieser Vorstellungsrunde neben wichtigen persönlichen Daten im wesentlichen um die Motive des einzelnen zur Teilnahme an der Gruppe sowie um seine Hoffnungen, evtl. Befürchtungen und ggf. bisherigen Gruppenerfahrungen gehen. Diese Gesprächsrunde dient der ersten Beziehungsaufnahme der Teilnehmer untereinander sowie der Entwicklung von Vertrauen und Offenheit, die vom Leiter durch eine patientenorientierte, akzeptierende Gesprächsführung unterstützt wird; d.h. der Leiter wird in dieser Phase den einzelnen Teilnehmer zwar durch Paraphrasieren und explorierendes Nachfragen zum Sprechen über sich selbst ermuntern, aber auch akzeptieren, wenn dieser - jetzt - nicht mehr sagen möchte.

Erst in einem zweiten Schritt wird der Gruppenleiter dann die Ziele, die zentralen Inhalte und Methoden sowie den Ablauf der geplanten Gruppenarbeit darstellen. Wichtig dabei ist, daß der Leiter die Gemeinsamkeit der Teilnehmer im Hinblick auf die Ziele und die Bedeutung der Gruppe für den Erfolg herausstreicht. Fragen und Diskussionen sollten zwar angeregt werden, sind jedoch in dieser Phase - noch - relativ selten und beschränken sich meist auf organisatorische Dinge.

Anschließend sind in dieser 1. Phase die Bedingungen der Teilnahme, wie z. B. eine regelmäßige Teilnahme an allen Gruppensitzungen, Pünktlichkeit, häusliche Übungen, Schweigepflicht etc. zu klären, die von jedem Teilnehmer durch die Unterzeichnung einer entsprechenden Teilnahmevereinbarung anerkannt werden. Diese Vereinbarung hat freilich keinen juristischen Wert, ihre Unterzeichnung durch jeden einzelnen Teilnehmer in der Gruppe trägt vielmehr einen gewissen rituellen Charakter. Durch sie wird die Selbstverpflichtung der Teilnehmer zu einer kooperativen Arbeitshaltung symbolisiert. Ein besonderes Wort ist dem Problem der *Schweigepflicht* zu widmen. Besonders in ländlichen Regionen kann die Angst, über in der Gruppe angesprochene persönliche Belange werde mit Außenstehenden „getratscht“, die Offenheit der Teilnehmer einschränken. Diese Befürchtung sollte vom Gruppenleiter angesprochen werden, und es sollte herausgestellt werden, daß es im gemeinsamen Interesse aller Teilnehmer liegt, daß alles, was in der Gruppe gesagt wurde, auch in der Gruppe bleibt. In der Praxis hat sich gezeigt, daß sich Probleme hier letztlich kaum aus der Verletzung der Schweigepflicht durch einzelne Teilnehmer, sondern vielmehr aus der Angst der Teilnehmer vor einer solchen Verletzung ergeben haben, die - wenn sie nicht thematisiert worden ist - den Gruppenprozeß lähmen kann. Allerdings sollte das Gespräch hierüber auch nicht dramatisiert werden, da sonst einzelne Teilnehmer dieses als - ebenfalls ängstigende - Aufforderung (miß)verstehen könnten, in der Gruppe über sehr intime Dinge sprechen zu müssen.

Schließlich sollte sich der Gruppenleiter bereits vom Beginn der Gruppenarbeit an in Hinblick auf die Vorbereitung der folgenden Gruppensitzungen von dem *Prinzip der Delegation* leiten lassen: Alles, was die Gruppe oder einzelne Teilnehmer selbst tun können, sollen sie auch selbst tun! So kann er bereits in der 1. Gruppensitzung kleinere organisatorische Aufgaben wie etwa das Kopieren der Teilnehmerliste an einzelne Gruppenteilnehmer übertragen. Gruppenleiter, die ein eher „mütterliches“, versorgendes Selbstverständnis von ihrer Verantwortung als Gruppenleiter haben, tun sich oft schwer mit einer solchen Aufgabendelegation und meinen etwa, daß sie eine bestimmte Aufgabe der Gruppe nicht zumuten oder daß sie selbst die Aufgabe einfacher, schneller und besser erledigen könnten (was häufig sicher den Tatsachen entspricht). Zwar ist es richtig, die Gruppe nicht zu überfordern, im Hinblick auf die Entwicklung eines guten Gruppenzusammenhalts und einer kooperativen Arbeitshaltung ist es jedoch unerläßlich, den einzelnen Gruppenmitgliedern selbst Verantwortung für die Gruppe zu übertragen.

4.2 Phase 2: Gären und Klären

Ist die initiale Anspannung abgebaut und ein erstes Gefühl von Sicherheit und Akzeptanz in der Gruppe entstanden, dann tritt die Gruppe früher oder später in eine 2. Phase, die durch vermehrte Auseinandersetzungen, Rivalitäten der Teilnehmer untereinander, mitunter auch durch offene oder versteckte Angriffe auf den Gruppenleiter gekennzeichnet ist. Wenn die erste Sorge der Teilnehmer die Frage betrifft, ob sie „drin oder draußen sind", dann betrifft die nächste Frage das „oben oder unten" (Yalom 1974). Jedes Mitglied versucht, für sich die bevorzugte Position im Verhältnis zu den anderen Teilnehmern wie auch zum Leiter zu erlangen.

Im Unterschied zu gruppenpsychotherapeutischen Verfahren im engeren Sinne (Yalom 1974), in denen das jeweilige Verhalten des einzelnen Teilnehmers reflektiert und therapeutisch bearbeitet wird, geschieht in den hier zu behandelnden themenzentrierten Patientengruppen eine solche Thematisierung des gruppendynamischen Geschehens nur in Ausnahmefällen. Auseinandersetzungen werden hier primär auf der inhaltlichen Ebene ausgetragen. Kritik am inhaltlichen Konzept, Skepsis bezüglich der vorgeschlagenen Methoden, Zweifel hinsichtlich der Erfolgsaussichten und am Sinn der Gruppenarbeit überhaupt werden geäußert, eher Unterschiede denn Gemeinsamkeiten zu anderen Gruppenmitgliedern betont („Bei mir ist das ja alles noch ganz anders ..."), Kompetenz und Verständnis des Gruppenleiters in Frage gestellt („Sie haben gut reden, Sie sind ja nicht dick", aber auch: „Sie sind ja selbst dick ..."). Ehrhard-Schmelzer gibt in ihrem Beitrag zu diesem Band ein illustratives Beispiel solcher Auseinandersetzungen in einer KHK-Gruppe, die dort bereits sehr früh und heftig begannen.

Nicht immer allerdings werden Skepsis und Zweifel so offen ausgedrückt. Sie können sich indirekt gewissermaßen als passiver Widerstand äußern, z. B. durch mangelnde Beteiligung am Gespräch, häufige Ablenkungen, Zuspätkommen und Fehlen etc. Das Gespräch in der Gruppe verläuft dann zäh und schleppend, wenig lebendig; in der Gruppe herrscht eine „trügerische" Langeweile. Erfahrungsgemäß ist dies oft dann der Fall, wenn ein Arzt in seiner traditionellen, von Autorität geprägten Arztrolle als Gruppenleiter auftritt oder zumindest von den Teilnehmern primär in dieser Rolle gesehen wird oder wenn junge, noch unerfahrene Gruppenleiter aus Unsicherheit sich zu sehr an das vorgegebene Programm klammern und den Kontakt zur Gruppe verlieren. In beiden Fällen sehen die Teilnehmer keine Möglichkeit, ihre Bedenken einzubringen, und ziehen sich zurück.

Die Hauptaufgabe des Gruppenleiters in dieser Phase sehe ich darin, *Auseinandersetzungen* nicht zu unterdrücken, sondern zu *erlauben,* Raum zu geben für notwendige Klärungen und Diskussionen, diese u. U. sogar selbst anzuregen und zu forcieren. Der Gruppenleiter sollte diese Phase nicht als eine unnötige, möglichst zu umgehende Störung des Gruppenprozesses verstehen, sondern als eine notwendige Phase auf dem Wege zu einer Entwicklung einer arbeitsfähigen Gruppe. Er sollte flexibel genug sein, das vorgesehene Programm ggf. zu Gunsten aktueller Diskussionen zu verändern und es nicht gegen die Gruppe „durchzuboxen". Die Erfahrung zeigt, daß gerade die Patienten, die zu Beginn besonders skeptisch waren und ihre Bedenken haben austragen können, sich oft im späteren Verlauf besonders kooperativ verhalten.

Aufgabe des Leiters ist es jedoch nicht allein, Auseinandersetzungen in der

Gruppe zuzulassen. Es muß vielmehr zugleich hinzugefügt werden, daß der Leiter diese Auseinandersetzungen auch *moderieren* muß. Das bedeutet, daß es in seiner Verantwortung liegt, wie die Auseinandersetzung geführt wird. Er muß darauf achten, daß unterschiedliche Auffassungen toleriert und akzeptiert werden, daß jeder Teilnehmer die Möglichkeit zur Beteiligung hat, daß unangemessene Polarisierungen und persönliche Angriffe oder Verletzungen vermieden werden. Er muß den aktuellen Stand der Diskussion immer wieder zusammenfassen, bei Abschweifungen auf den Kern zurückführen, durch Paraphrasieren das Verständnis für die Position eines einzelnen bei den anderen fördern, durch Nachfragen und ggf. Information Mißverständnisse klären helfen, u. U. einzelne vor dem Angriff der Gruppe schützen u. v. a. m. Diese Moderatorfunktion des Leiters dient nicht dazu, die Gruppendiskussionen zu bremsen, sondern vielmehr dazu, sie erst in konstruktiver Weise zu ermöglichen. Gruppenregeln (z. B. „Es spricht immer nur einer zur Zeit" oder „Störungen haben Vorrang"), wie sie im Rahmen der themenzentrierten Interaktion (Cohn 1975) entwickelt wurden, können hierbei zusätzlich hilfreich sein und vom Gruppenleiter explizit eingeführt werden. Dies sollte allerdings, um den Sinn der Regel zu verdeutlichen, jeweils mit Bezug auf eine aktuelle Gruppensituation geschehen.

4.3 Phase 3: Reifen und Arbeiten

Nun kommt die Gruppe in ruhigeres Wasser: Eine Einigung über die Inhalte und die Art und Weise der Gruppenarbeit ist erzielt; die einzelnen Teilnehmer haben einen für sie akzeptablen Platz in der Gruppe gefunden; der Leiter ist in seiner Position gefestigt.

Damit sind die Voraussetzungen für eine produktive inhaltliche Arbeit geschaffen. Jetzt werden - je nach Programm - z. B. die einzelnen Eßregeln eingeführt und deren Umsetzung in den Alltag erprobt, oder es wird gezielt z. B. in Rollenspielen an den Streßproblemen einzelner Patienten gearbeitet, oder es werden die verschiedenen Techniken zur Schmerzkontrolle geübt. Erste Erfolge stellen sich ein, die sich zusätzlich motivierend auf die Gruppenarbeit auswirken. Vom Gruppenleiter ist hier eine sachkompetente Anleitung der inhaltlichen Arbeit gefordert; bei der Durchführung einzelner Programmbausteine wie z. B. den Entspannungsübungen oder den Rollenspielen muß er jeweils spezifisches Leiterverhalten zeigen, auf das er in der vorangehenden Ausbildung und begleitenden Supervision vorbereitet wird und das in diesem Beitrag nicht näher behandelt werden kann. Hier sei lediglich auf folgenden, mehr übergreifenden Aspekt hingewiesen: Die in den Programmen vorgesehenen praktischen Übungen zur Entspannung, zur Imagination und auch die Rollenspiele sind für die Patienten etwas Neues, Unvertrautes und können Angst und Unsicherheit auslösen - auch beim Leiter. Hier besteht die Gefahr, daß die Durchführung dieser Übungen vermieden, immer wieder hinausgeschoben, zerredet wird. Der Gruppenleiter sollte sich dieser Gefahr - auch selbstkritisch - bewußt sein. Wenn er z. B. ein Rollenspiel in der Gruppe durchführen will, muß er klar und ggf. auch bestimmend sein, Sicherheit vermitteln, die Gruppe quasi „an die Hand nehmen" und in dieser zunächst ungewohnten Situation aktiv führen. Wenn ihm dies gelingt, dann entwickeln sich in der Folge oft gerade diese praktischen Übungen zu einem fruchtbaren Bestandteil der Gruppenarbeit, der in der Erinnerung der Patienten noch lange lebendig ist und nachwirkt. Darüber hinaus stärkt die gemeinsame Überwindung einer mit Angst und Unsicherheit verbundenen Situation den Gruppenzusammenhalt.

Wenngleich in dieser Phase die inhaltliche Arbeit im Vordergrund steht, sollte der Gruppenleiter doch auch immer die gruppendynamische Ebene im Blick behalten und darauf achten, daß alle Teilnehmer ausreichend in die Gruppe integriert sind, daß sich keine starren Untergruppen bilden, daß die Gruppe nicht zu stark von einzelnen Mitgliedern dominiert wird etc. Ich empfehle daher dem Gruppenleiter, sich nach jeder Gruppensitzung etwas Zeit zu nehmen, um neben dem inhaltlichen Stand der Gruppe auch den Gruppenprozeß zu reflektieren und sich für die kommende Sitzung Ziele auch auf der Gruppenebene zu setzen, z. B. einzelne Teilnehmer gezielt stärker in das Gruppengespräch einzubeziehen.

Zur Pflege und Förderung des Gruppenzusammenhalts kann der Gruppenleiter gelegentlich ein sog. „Blitzlicht" einführen, bei dem jeder Teilnehmer in einer Runde kurz über sein aktuelles Befinden in der Gruppe spricht. Zur weiteren Vertiefung der wechselseitigen Beziehungen der Teilnehmer untereinander ist auch eine vermehrte Arbeit in wechselnden Kleingruppen und/oder Paaren sinnvoll.

Dies dient auch dem m. E. wichtigsten Ziel des Gruppenleiters in dieser Phase, nämlich die Unabhängigkeit der Gruppe vom Leiter und ihre Selbständigkeit zu fördern und die *Eigenverantwortlichkeit* des einzelnen Teilnehmers zu stärken. Passive Behandlungserwartungen auf seiten der Patienten, die durch häufig jahrelange Erfahrungen im medizinischem Versorgungsbetrieb bestätigt wurden, sowie auf seiten des Gruppenleiters eine mißverstandene Auffassung seiner Verantwortung für den Gruppenerfolg können dem Erreichen dieses Ziels entgegenstehen. Natürlich möchte jeder Gruppenleiter mit seiner Gruppe Erfolg haben, möchte, daß die übergewichtigen Hypertoniker abnehmen, daß der koronargefährdete Patient das Rauchen aufgibt usw., kurz, daß sich sein Einsatz gelohnt hat. Das ist verständlich und auch richtig; der Gruppenleiter soll sich um Erfolg bemühen. Doch dieses Bemühen hat Grenzen; denn letztlich hängt der Erfolg vom Patienten selbst ab. Er ist es, der seine Eßgewohnheiten umstellen, das Rauchen aufgeben, seinen Umgang mit Belastungen verändern muß. Der Beitrag, den der Gruppenleiter zum Erfolg leisten kann, liegt im wesentlichen darin, daß er 1) die Inhalte des Programms so vermittelt, daß jeder Patient sie nachvollziehen kann und 2) den Gruppenprozeß so fördert, daß dieser für jeden Patienten motivierend wirkt. Dies sollte der Gruppenleiter sich selbst immer wieder vor Augen führen und auch den Patienten gegenüber deutlich machen.

4.4 Phase 4: Abschiednehmen und Vorwärtsschauen

Die Gruppenarbeit ist zeitlich limitiert, in aller Regel auf 12 wöchentliche Gruppensitzungen. Noch während die Gruppenarbeit ihrem Höhepunkt zustrebt, Arbeitseifer und Gruppengefühl wachsen, muß der Gruppenleiter das bereits nahende Ende der Gruppenarbeit ins Auge fassen und die Gruppe allmählich darauf vorbereiten.

Etwa nach Ablauf von ⅔ der geplanten Gruppensitzungen sollte der Leiter das

Thema Gruppenende zur Sprache bringen und die Patienten zu einer Art vorläufiger Bilanz auffordern: „Was habe ich bisher erreicht?“, „Was möchte ich in der verbleibenden Zeit noch erreichen?“. In weiteren Gesprächen wird es dann darum gehen, mögliche Schwierigkeiten bei der Beibehaltung der erzielten Verhaltensänderungen ohne den Rückhalt der Gruppe zu antizipieren und eine „Rückfallprophylaxe“ zu betreiben. Aufgabe des Gruppenleiters dabei ist es, den Patienten in einer realistischen Auseinandersetzung auf die Zeit nach der Gruppe vorzubereiten. Oft können oder wollen die Patienten - noch in der Euphorie des Gruppengefühls - möglicherweise auftretende Schwierigkeiten, wenn sie wieder auf sich allein gestellt sind, nicht sehen. Hier kann dem Leiter gelegentlich die Rolle eines advocatus diaboli zufallen, in der er selbst auf denkbare Probleme hinweist.

In diesem Zusammenhang taucht auch immer wieder die Frage auf, ob und in welcher Form die Gruppe über die vorgesehene Zeit hinaus zusammenbleiben kann. In vielen Gruppen äußern die Patienten zunächst spontan den Wunsch, sich weiterhin auch ohne den Leiter zu treffen. Eine solche Überführung der geleiteten Patientengruppe in eine Selbsthilfegruppe ist im Interesse einer langfristigen Verhaltensstabilisierung sehr zu wünschen und wird in den verschiedenen Programmen auch explizit angestrebt. Die Erfahrung zeigt allerdings, daß dies nur in seltenen Fällen auch wirklich gelingt, wie auch von Müller-Wittig (in diesem Band) nach vieljähriger Erfahrung mit Patientengruppen in seiner Praxis bestätigt wird.

Zweierlei erscheint mir hier von Bedeutung: Zum einen ist denkbar, daß sich hinter dem spontan geäußertem Wunsch nach weiteren Gruppentreffen auch der Versuch verbirgt, einer Auseinandersetzung mit dem bevorstehendem Gruppenende und dem „Abschiednehmen“ aus dem Weg zu gehen. Manchmal mag es auch so sein, daß Patienten eine unterschwellige Gruppennorm wahrnehmen, die es ihnen nicht erlaubt, auch Freude oder Erleichterung über das Ende der Gruppe zu äußern.

Zum anderen überschätzen viele Patienten ihre Fähigkeiten zur selbständigen Gruppenarbeit; oder anders ausgedrückt: Sie unterschätzen die Bedeutung des Gruppenleiters für die Funktionsfähigkeit der Gruppe. Nach wenigen selbstorganisierten Treffen stellen sie dann sehr bald fest, daß die Gruppe nicht mehr das ist, was sie vorher war, daß Struktur und Verbindlichkeit nachlassen, daß die Gespräche einen „Kaffeeklatschcharakter“ bekommen und unbefriedigend bleiben etc. Die Gruppe zerfällt dann erfahrungsgemäß sehr schnell; im günstigen Fall gibt sie sich einen neuen Inhalt, z. B. als Freizeitgruppe, in der gemeinsame Aktivitäten unternommen werden.

Der Gruppenleiter sollte deshalb den Wunsch der Teilnehmer, mit der Gruppe zusammenzubleiben, zwar ausdrücklich begrüßen, zugleich aber auch diesen Wunsch kritisch hinterfragen und auf seine Realisierungsschwierigkeiten hinweisen. Wenn möglich, sollte der Gruppenleiter konkrete organisatorische und inhaltliche Unterstützung bei der Planung weiterer Treffen anbieten und ggf. in größeren zeitlichen Abständen selbst anwesend sein. Wichtig erscheint mir auch, gemeinsam mit den Patienten nach Unterstützungsmöglichkeiten außerhalb der Gruppe zu suchen und, was nie vergessen werden sollte, die Wichtigkeit der Langzeitbetreuung durch den Arzt und die Notwendigkeit regelmäßiger Arztbesuche zu unterstreichen.

Ich habe den Gruppenprozeß als eine Abfolge von 4 Phasen beschrieben, denen jeweils spezifische Aufgaben des Gruppenleiters zuzuordnen sind. Eine Analogie mit der Entwicklung und Erziehung eines Kindes über die Pubertät bis zum selbständigen jungen Erwachsenen, der das Elternhaus verläßt, ist unverkennbar. Hier wie dort gibt es vielfältige individuelle Variationen dieses Entwicklungsprozesses. Dauer und Intensität, mit der die Phasen erlebt werden, können sich von Fall zu Fall unterscheiden, Wiederholungen und Überschneidungen einzelner Phasen sind möglich. Dem Gruppenleiter mag die Kenntnis dieser 4 Phasen als Orientierung dienen bei der Bestimmung des Entwicklungsstands seiner jeweiligen Patientengruppe.

5 Die verstärkende und die modellbildende Funktion des Gruppenleiters

Abschließend möchte ich auf 2 übergreifende Aspekte der Gruppenleitung aufmerksam machen, die in jeder Phase der Gruppenleitung von Bedeutung sind.

Der 1. betrifft das *Prinzip der positiven Verstärkung.* Dieses stellt ein sehr wichtiges und wirksames Instrument zum Aufbau der eingangs genannten Merkmale einer erfolgreichen Patientengruppe dar: Der Gruppenleiter sollte alle Ansätze im Verhalten der Patienten, die in Richtung auf Kohäsion, Offenheit und Kooperation zielen, durch verbale und nonverbale Zuwendung gezielt verstärken, während er unerwünschtes Verhalten durch Nichtbeachtung zu löschen versuchen sollte. Der 2. Aspekt betrifft die *modellbildende Funktion des Gruppenleiters.* Die Art und Weise, wie der Gruppenleiter sich in der Gruppe verhält, wie er z. B. in Auseinandersetzungen reagiert, wie er über sich selbst spricht etc., dient den Patienten als Modell für ihr eigenes Verhalten in der Gruppe. Diese Modellfunktion eröffnet dem Leiter eine weitere wichtige Möglichkeit, die Gruppenentwicklung positiv zu beeinflussen, zugleich aber verlangt sie vom Leiter auch, da er sich ihrer nicht einfach zeitweilig entledigen kann, daß er sich seines eigenen Verhaltens in der Gruppe und dessen modellhafter Wirkung immer bewußt ist.

In diesem Beitrag konnten bei weitem nicht alle Fragen behandelt werden, die im Zusammenhang mit der Leitung von Patientengruppen auftauchen können, insbesondere nicht solche Probleme, die sich im Kontakt mit einzelnen „schwierigen" Gruppenmitgliedern ergeben. In der praxisbegleitenden Ausbildung wird neben der Vertiefung der jeweils vorgegebenen Programminhalte auf die Beratung zur Lösung solcher Probleme besonders eingegangen.

Literatur

Cohn R (1975) Von der Psychoanalyse zur Themenzentrierten Interaktion. Klett, Stuttgart

Dziewas H (1980) Instrumentelle Gruppenbedingungen als Voraussetzung des individuellen Lernprozesses. In: Grawe K (Hrsg) Verhaltenstherapie in Gruppen. Urban & Schwarzenberg, München Wien Baltimore, S 27-55

Langmaack B, Braune-Krickau M (1985) Wie die Gruppe laufen lernt. Beltz, Weinheim

Möller ML (1981) Anders helfen. Selbsthilfegruppen und Fachleute arbeiten zusammen. Klett-Cotta, Stuttgart

Yalom ID (1974) Gruppenpsychotherapie. Kindler, München

Verhaltensmedizinische Behandlung der peripheren arteriellen Verschlußkrankheit in der Praxis des niedergelassenen Arztes

R. de la Haye, J. Blume, K.-U. Rühlmann und K. Westhoff

Vorbemerkung des Herausgebers

In den bisher in diesem Band berichteten Studien zum Einsatz der von uns entwickelten Patientenprogramme wurde die Gruppenleitung stets vom ärztlichen Praxisinhaber oder von einem von ihm benannten Stellvertreter, nicht aber von Diplompsychologen, durchgeführt. Zum Abschluß soll über ein Forschungsprojekt berichtet werden, in dem in einer Gemeinschaftspraxis für Angiologie die medizinische Therapie der peripheren arteriellen Verschlußkrankheit um die verhaltensmedizinische Diagnostik und Behandlung durch Diplompsychologen erweitert wird. Auch hierbei kommen von uns entwickelte Programme zum Einsatz.

1 Einleitung

Über den negativen Einfluß des Rauchens, falscher Eßgewohnheiten und mangelhafter Streßbewältigung auf Gefäße und Kreislauf besteht in der gegenwärtigen medizinischen Fachdiskussion überwiegend Konsens (Hughson et al. 1978; Gries et al. 1976; American Heart Association 1974). Diese Verhaltensweisen begünstigen die Entstehung und die progrediente Entwicklung von Gefäßleiden.

Tabelle 1. Verteilung der Risikofaktoren (R-Faktoren) für Patienten mit PAVK (n = 147) gegenüber Kontrollgruppe (n = 552). (Nach Kiesewetter et al. 1987)

R-Faktoren	PAVK [%]	Kontrolle [%]	Signifikanz (p)
Cholesterin >260 mg/dl	23,8	11,1	0,001
Triglyzeride >200 mg/dl	30,6	10,5	0,001
HDL-Cholesterin <35 bzw. 45 mg/dl	30,6	17,6	0,001
Blutdruck >160/95 mm Hg	34,0	0	0,001
Blutzucker >130 mg/dl	8,8	0	0,001
Rauchen	44,9	23,2	0,001
Harnsäure >7,5 bzw. 6,1 mg/dl	17,7	0	0,001
Adipositas (>110% nach Broca)	40,1	19,4	0,001

In der „Aachenstudie" (Kiesewetter et al. 1987) zur Prävalenz der peripheren arteriellen Verschlußkrankheit (PAVK) an 2821 Personen fand sich in der Klasse der 45- bis 65jährigen eine Prävalenzrate von 5,2%, was, auf die Bundesrepublik Deutschland umgelegt, 750000 an PAVK erkrankte Patienten bedeutet. In derselben Studie wurde die Verteilung von Risikofaktoren der PAVK erfaßt. Tabelle 1 zeigt diese Verteilung.

Konservative und gefäßchirurgische Maßnahmen in der Behandlung der PAVK zielen lediglich auf Verminderung oder Eliminierung der Symptomatik hin. Die eigentlichen Ursachen der Krankheit aber werden nicht behandelt. Nur durch Veränderung der pathogenen Verhaltensweisen ist ein anhaltender Erfolg medizinischer Maßnahmen zu erreichen. Empirische Untersuchungen (Koch et al. 1984) zeigten, daß der alleinige Hinweis durch den Arzt und entsprechende Gesundheitsberatung nicht ausreichend sind, das krankmachende Verhalten der Patienten zu verändern. Die meisten Patienten sind nicht in der Lage, jahrzehntelang alltäglich praktizierte Verhaltensweisen ohne Hilfe und Anleitung aufzugeben.

2 *Das Projekt*

Der Bundesminister für Arbeit und Sozialordnung fördert seit dem 1.1. 1988 innerhalb des Modellprogramms zur Verbesserung der Versorgung chronisch Kranker das Projekt „Verhaltensmedizinische Behandlung der peripheren arteriellen Verschlußkrankheit in der Praxis des niedergelassenen Arztes". Projektträger sind die AOK Aachen-Stadt und die Kassenärztliche Vereinigung Nordrhein, Bezirksstelle Aachen.

In der Gemeinschaftspraxis für Angiologie von Dr. Blume und Dr. Rühlmann, Aachen, wird die bisherige medizinische Therapie der PAVK um die verhaltensmedizinische Diagnostik und Behandlung durch zwei Diplompsychologen erweitert.

Allgemeines Ziel dieser Maßnahme ist es, die Ursachen der Gefäßerkrankung, die schädigenden Verhaltensweisen, zu erfassen, zu verändern und gesundheitsförderndes Verhalten aufzubauen. In der Praxis sind ein Allgemeinmediziner, ein Gefäßchirurg und ein Assistenzarzt tätig. Das medizinische Team wird um 2 Projektmitarbeiter (Diplompsychologen) erweitert. Das Projekt wird spätestens am 30.6. 1991 beendet sein.

2.1 Verhaltensmedizinische Behandlung

Nach der medizinischen Diagnose einer PAVK kommt der Patient zur Verhaltensdiagnose und Beratung zum Diplompsychologen. Die Arbeitsräume der Psychologen befinden sich in der Gemeinschaftspraxis, so daß auch durch die räumlichen Bedingungen eine enge Kooperation zwischen ihnen und den Ärzten gewährleistet ist. In der Verhaltensanalyse werden die Bedingungen bestimmt, die das schädigende Verhalten aufrechterhalten, und die Möglichkeiten für den Aufbau alternativen Gesundheitsverhaltens erfaßt. An die Verhaltensdiagnostik schließt sich eine Gesundheitsberatung an. Gesundheitsberatung wie Diagnostik erfolgen individuell mit dem Ziel, daß der Patient lernt, welche Bedingungen seine schädigenden Verhaltensweisen fördern und aufrechterhalten und welchen Einfluß das Risikoverhalten auf seine Gesundheit hat. Der Patient soll sich selbst für seine Gesundheit verantwortlich erleben. Ist der Patient Raucher, hyperton und/oder übergewichtig, wird ihm das Angebot gemacht, in einer Therapiegruppe an seinem Risikoverhalten zu arbeiten. Nimmt er dieses Angebot an, wird für ihn ein individueller Therapieplan entwickelt, der aus bewährten Methoden der Verhaltenstherapie besteht.

Folgende Programme werden eingesetzt:
- verhaltenstherapeutische Raucherentwöhnung (auch in Verbindung mit Nikotinsubstitution),
- „Hypertonie im Gespräch",
- Verhaltenstherapie bei Adipositas.

Die Behandlung wird in Gruppen, die sich aus Patienten der Praxis zusammensetzen, durchgeführt. Psychologisch geleitetes Gruppentraining hat sich in diesem Zusammenhang als sehr effizient erwiesen. Durch die Gruppenarbeit wird der Zeit- und Kostenaufwand gegenüber der Einzelbehandlung gesenkt. Gruppenarbeit ist darüber hinaus auch effektiver. Größere Lernfortschritte werden mit und in der Gruppe erreicht. Die Gruppe gewährleistet einen umfassenden Erfahrungsaustausch zwischen den Patienten. Fortschritte, aber auch Rückschläge werden in der Gruppe gemeinsam besprochen. Die Auseinandersetzung mit der Krankheit und den eigenen Lebensgewohnheiten wird erhöht. Durch das Arbeiten an einem gemeinsamen Ziel, gesünder zu leben, wird es dem einzelnen Gruppenmitglied leichter, neue Verhaltensweisen zu erlernen und alte abzulegen. Eine wichtige Komponente zur Effektivität der Gruppe ist die Gruppengröße. Es werden hier nicht mehr als 12 Patienten in einer Gruppe behandelt. Die verhaltensmedizinische Zusatzbehandlung soll langfristig den Erfolg der Gesamttherapie sichern.

Die interdisziplinäre Zusammenarbeit zwischen Arzt und Diplompsychologe in der ambulanten Behandlung weist einige Vorteile auf:

Die bisherige konventionelle Therapie bestand neben dem chirurgischen Eingriff in den konservativen Maßnahmen, vor allen Dingen in der Verordnung spezieller Kuren, in denen Bewegungstraining und physikalische Anwendung die wichtigsten Behandlungsformen darstellten. Der Vorteil solcher Kuren liegt sicher darin, daß durch eine veränderte Umgebung eine Unterbrechung ungesunder Gewohnheiten möglich wird. Aus ärztlicher Sicht wird die Effizienz solcher Kurmaßnahmen bei diesen Leiden allgemein kritisch betrachtet, zumal die volkswirtschaftlichen Kosten beachtlich sind. In dieser zunächst hilfreichen Umgebungsveränderung während der Kur liegt der Grund dafür, daß ein Transfer der neuen Verhaltensweisen in den Alltag des Patienten nur selten gelingt. Es ist zu Hause niemand mehr da, der Hilfestellung zur Kontrolle des eigenen Verhaltens gibt. Die Familie und der Bekanntenkreis bieten wiederum negative Vorbilder an oder fordern gar direkt zur Aufnahme des schädigenden Verhaltens auf. Hier wird die soziale Dimension kurativer Leistung deutlich. Die alltägliche Umgebung des Patienten muß berücksichtigt werden, sollen die Maßnahmen für eine konsequente Therapie zum Abbau von Risikoverhalten und zur Einübung gesunder Lebensführung erfolgreich sein.

2.2 Dokumentation und wissenschaftliche Begleituntersuchung

Das Projekt wird über die gesamte Laufzeit von 3,5 Jahren hinweg dokumentiert. Es werden 3 Zwischenberichte und ein Abschlußbericht erstellt. In einer zusätzlichen wissenschaftlichen Begleituntersuchung durch ein noch zu nennendes wissenschaftliches Institut wird die Effektivität der verhaltensmedizinischen Behandlung geprüft.

Ziele der Untersuchung

Vier Fragestellungen und Aufgaben werden im Mittelpunkt stehen:

1) Kann durch die verhaltensmedizinische Risikofaktorenbehandlung eine progrediente Entwicklung der PAVK verhindert werden?
2) Welchen Einfluß hat die verhaltensmedizinische Behandlung auf die Lebensqualität der Patienten?
3) Spezielle Behandlungsprogramme für den Patienten mit peripheren arteriellen Verschlüssen sollen entwickelt und evaluiert werden.
4) Eignet sich ein verhaltenstherapeutisches Behandlungskonzept für den Einsatz im Rahmen der Regelversorgung?

Untersuchungsdesign

Die Patienten mit PAVK werden 2 Gruppen zugewiesen:

- Gruppe I (Experimentalgruppe) erhält neben der medizinischen Behandlung die oben beschriebene verhaltensmedizinische Zusatzbehandlung.
- Gruppe II (Kontrollgruppe) erhält lediglich die medizinische Symptombehandlung.

Jede Gruppe wird mit 400 Patienten besetzt.

Untersuchungsvariablen

Über die Laufzeit des Projekts werden folgende Variablen erfaßt:

a) Angiologische Variablen

- schmerzfreie und maximale Gehstrecke;
- Ultraschalldopplersonographie;
- Hämorheologie:
  - Hämatokrit,
  - Fibrinogen;
- Labor:
  - Cholesterin,
  - Triglyzeride,
  - HDL,
  - LDL,

  - Blutzucker,
  - Harnsäure;
- Dokumentation der angiologischen Therapie.

b) Allgemeine medizinische Variablen
- Blutdruck,
- antihypertensive Medikation,
- Größe,
- Gewicht,
- CO-Wert der Atemluft.

c) Psychologische Variablen
- Befindlichkeit,
- Schmerzdiagnostik (bei PAVK-Patienten im Stadium III und IV nach Fontaine),
- Eßverhalten,
- Rauchverhalten,
- Kontrollambitionen (lediglich bei der Aufnahme bei berufstätigen Patienten).

d) Sonstige Variablen
- Ausfalltage durch PAVK,
- Zeitpunkt der Berentung.

Meßzeitpunkte

Alle oben genannten Variablen werden bei Aufnahme des Patienten in die Untersuchung erhoben. Weitere Meßzeitpunkte sind 3 Monate nach Aufnahme oder nach Ende der verhaltensmedizinischen Behandlung und dann fortlaufend nach jeweils 6 Monaten.

Die insgesamt 800 Patienten können nicht alle bei Untersuchungsbeginn aufgenommen werden. Es werden vielmehr Kohorten entstehen.

Kontrollambitionen

Zusätzlich wird untersucht, ob sich der in der Literatur berichtete Zusammenhang zwischen Typ-A-Verhalten, Kontrollambitionen und der PAVK in dieser Untersuchung replizieren läßt (Cottier et al. 1983). Der Fragebogen zur Messung von Kontrollambitionen (Dittmann et al. 1983) wird lediglich bei den noch berufstätigen Patienten erfaßt, und das nur einmalig bei Aufnahme in die Untersuchung.

Programme

Zunächst werden die gängigen verhaltenstherapeutischen Verfahren eingesetzt. Diese Programme sind nicht speziell für Patienten mit PAVK entwickelt worden. Das Durchschnittsalter bei klinischer Manifestation der PAVK liegt bei den Männern bei 56 Jahren, bei den Frauen bei 67 Jahren (Marshall 1983). Hier gilt es nun zu prüfen, ob diese meist älteren Patienten mit den bisher entwickelten Verfahren womöglich überfordert sind, so daß es notwendig ist, für diese Patienten spezielle Programme zu entwickeln.

Übernahme in die Regelversorgung

Neben der grundsätzlichen Frage nach der Effektivität verhaltensmedizinischer Behandlung bei Patienten mit PAVK muß auch geprüft werden, wieweit der Einsatz der oben beschriebenen Maßnahmen außerhalb des Modellprojekts möglich und sinnvoll sind. Innerhalb des Projekts sollen erste Erfahrungen gesammelt werden. Gegen Ende der Laufzeit des Projekts soll den niedergelassenen Aachener Ärzten verhaltensmedizinische Leistung für ihre Patienten mit PAVK im Liaisondienst angeboten werden. Über Erfahrung mit diesen Maßnahmen wird berichtet werden.

Filmische Begleitung

Darüber hinaus ist mit dem WDR-Fernsehen (PG-Wissenschaft, Redakteur Franken) eine Zusammenarbeit vereinbart worden. Der WDR wird über den Verlauf des Projekts eine filmische Dokumentation erstellen. Innerhalb dieser Zusammenarbeit soll auch ein Informationsfilm zu Risiken und zur Risikofaktorenbehandlung für Patienten mit PAVK erstellt werden, der nach Ende des Projekts verfügbar sein wird. Filmisches Informationsmaterial für die betreffenden Patienten existiert z. Z. nicht.

Literatur

American Heart Association (1974) Heart facts. New York

Cottier C, Adler R, Vorkauf H, Gerber R, Hefer T, Hürny C (1983) Type A behavior in patients with peripheral arteriovascular disease: Controlled retrospective exploratory study. Psychosom Med 45/3: 187-193

Dittmann KH, Matschinger H, Siegrist J (1983) Fragebogen zur Messung von Kontrollambitionen. ZUMA-Handbuch III

Gries FA, Berchtold P, Berger M (1976) Adipositas. Springer, Berlin Heidelberg New York

Hughson WG, Mann JI, Garrod A (1978) Intermittent claudication: Prevalence and risk factors. Br Med J I: 1379-1381

Hughson WG, Mann JI, Tibbs DJ, Woods HF, Walton I (1978) Intermittent claudication: Faktors determining outcome. Br Med J I: 1377-1379

Kiesewetter H, Jung F, Witt R et al. (1987) Prävalenz der peripheren arteriellen Verschlußkrankheit, Risikofaktoren und rheologisches Profil: Ergebnisse der Eingangsuntersuchung der Aachen-Studie. VASA [Suppl] 20: 266-269

Koch U, Bengel J, Ballstedt C, Siegrist B (1984) Modellversuch „Gesundheitsberatung durch Ärzte" - Zwischenbericht der Versichertenstudie. Freiburg

Marshall M (1983) Angiologie. Springer, Berlin Heidelberg New York

Schettler G, Greten H (1978) Koronare Herzkrankheiten: Entwicklung in der Bundesrepublik Deutschland und in den USA. Dtsch Ärztebl 40: 2263-2266